Consommer la communication

CINQUIÈME ÉDITION

LES VARICES

TRAITEMENT, GUÉRISON ET HYGIÈNE

des Varices, Phlébites, Ulcères.

« *Ad sanandos homines omnis nostra pergit oratio.*

« CICÉRON »

PAR

LE DOCTEUR DELCROIX

Ancien Interne en Médecine
Ancien Médecin Inspecteur des Bains de Mer
Ancien Membre du Conseil d'Hygiène
Membre de la Société médicale des Praticiens de Paris
Membre correspondant de la Société de Médecine de Rouen
Directeur-Fondateur de l'Institut Varicologique de Paris
Médecin Spécialiste

PRIX : 2 FRANCS

PARIS
CHEZ L'AUTEUR
31, FAUBOURG MONTMARTRE, 31

1903

LES VARICES

TRAITEMENT, GUÉRISON ET HYGIÈNE

DES

VARICES, PHLÉBITES,

ULCÈRES

DU MÊME AUTEUR :

En préparation,

Comment on conserve ses Jambes.

DANS LES SPORTS, LE TRAVAIL ET LE SÉDENTARISME

PRIX : 2 FRANCS.

LES
VARICES

TRAITEMENT, GUÉRISON ET HYGIÈNE

des Varices,
Phlébites,
Ulcères.

« Ad sanandos homines omnis nostra pergit oratio.
« CICÉRON »

PAR

LE DOCTEUR DELCROIX

Ancien Interne en Médecine
Ancien Médecin Inspecteur des Bains de Mer
Ancien Membre du Conseil d'Hygiène
Membre de la Société médicale des Praticiens de Paris
Membre correspondant de la Société de Médecine de Rouen
Directeur-Fondateur de l'Institut Varicologique de Paris
Médecin Spécialiste

PARIS
CHEZ L'AUTEUR
31, FAUBOURG MONTMARTRE, 31

1903

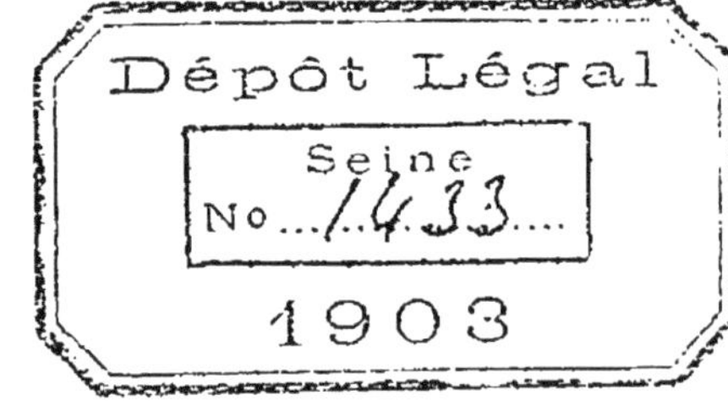

AVANT-PROPOS

« Non est vivere sed valere vita. »
« La vie est imparfaite sans la santé. »

Aux Variqueux.

De toutes les misères qui assaillent notre pauvre humanité en altérant la santé, il n'en est guère de plus déplorable que les maladies variqueuses qui affectent les membres inférieurs parce qu'en entravant le fonctionnement des jambes, elles s'attaquent à la source du mouvement et de la vie active et elles sont dans une forte proportion le lot des travailleurs, des organismes fatigués et du surmenage physique.

Tare et usure organique sérieuses, les varices, dont nous allons nous occuper, atteignent toutes les catégories de la Société : travailleurs modestes, gagne-pain de leur famille, ouvriers de tous métiers, hommes des classes libérales et dirigeantes, femmes du peuple et dames du monde, tous sont exposés à voir leur activité interrompue par ces lésions veineuses des jambes qui reconnaissent pour causes l'usure organique par le dur labeur quotidien, l'intoxication ou l'infection morbide et l'arthritisme héréditaire.

Orienté de bonne heure vers la médecine utilitaire, c'est-à-dire celle qui donne des résultats sérieux, nous avons été à même dès notre internat en médecine aux Convalescents des Hôpitaux de Paris, de nous rendre compte de l'immense service humanitaire que rendrait le médecin qui trouverait le moyen pratique de rendre l'activité à ces milliers d'impotents atteints de varices graves, de phlébites chroniques et d'ulcères variqueux *qui encombrent les hôpitaux de Paris. C'est de cette époque que datent nos premières recherches sur le Traitement Ambulatoire de ces affections des jambes. Après dix ans d'observations, d'expériences et de résultats acquis et indiscutables sur la guérison des lésions variqueuses, nous avons, en réunissant tous nos éléments élaboré et créé une méthode nouvelle n'ayant aucun précédent dans la thérapeutique de ces maladies. C'est cette méthode complète, unifiée et bien définie que nous avons expérimentée à Paris en 1899 et en 1900 dans deux cliniques spéciales où des milliers d'individus atteints de lésions variqueuses réputées incurables à l'hôpital Saint-Louis, et par la plupart des médecins, ont retrouvé, grâce à nos procédés, et en quelques mois, l'activité, le mouvement et la reprise de leurs durs labeurs. Ces succès répandus aux quatre coins de la France par la gratitude de nos malades guéris nous ont valu une notoriété de spécialiste pour varices que nous n'aurions pas osé rêver. Notre méthode a reçu du corps médical de trop grandes preuves d'estime et les encouragements des hautes personnalités scientifiques nous ont trop touché pour que nous ne profitions de l'occasion qui nous est offerte ici de remercier publiquement médecins et malades guéris.*

Ce modeste opuscule est le vade mecum des variqueux, le bréviaire de chevet des impotents, *ils y trouveront des conseils qui ne leur ont jamais été donnés, des aperçus nouveaux, et enfin l'espérance et la réalisation quand ils le voudront de leur guérison et ils pourront ainsi reprendre leur place dans la vie où ils étaient devenus des inutilités et même une charge pour leur famille.*

Ce livre simple, clair et scientifique sans prétention, est le fruit de mes recherches, l'exposé de mes expériences, et l'histoire de ma Méthode. Ma meilleure récompense sera d'avoir fait un peu de bien et d'avoir donné une légère impulsion à l'humanité en marche vers le progrès.

Docteur DELCROIX

31, Faubourg Montmartre,

PARIS.

CHAPITRE PREMIER

LES VARICES

On appelle varices une altération des veines caractérisée par la dilatation permanente de leurs parois. — Suivant le degré de cette altération et pour bien aider mes malades à distinguer le plus ou moins grave état de leurs veines, j'ai classé les varices en trois catégories bien définies suivant leur ancienneté et leur degré de lésion.

1° Les varices *du premier degré* présentent une simple dilatation sans déformation. Le calibre veineux est augmenté de diamètre. Les tuniques sont intactes, et sans tissus hypertrophiés. Leur structure reste normale quoique leurs cellules soient plus serrées et plus condensées. Ce sont les varices de la grossesse par exemple ou les varices résultant d'un excès de fatigue qui disparaissent avec la cause. J'ai eu l'occasion de soigner un certain nombre de jeunes filles employées dans les grands magasins de nouveautés de dix-huit à vingt-cinq ans, atteintes de varices du premier degré rapidement guéries.

2° Les varices *du second degré* sont des veines dilatées avec épaississement des tuniques. Dans ces veines le calibre est amplifié, mais elles restent cylindriques. L'épaisseur des parois est augmentée mais régulièrement et comme il y a hypertrophie à la fois sur la longueur et la largeur, il y a allongement du vaisseau. Ces vaisseaux étant obligés par leurs attaches et leur connexion aux tissus voisins de rester sur place font des courbes, se replient sur eux-mêmes, deviennent serpentins et tortueux et s'enroulent en pelotons variqueux analogues aux circonvolutions du cerveau et de l'intestin. A ce degré les varices s'indurent, ont des tuniques rigides et semblables aux parois artérielles avec cette ressemblance que quand il y a une blessure ou rupture, la veine variqueuse peut donner lieu par sa béance à des hémorrhagies redoutables.

3° Les varices *du troisième degré* sont des veines arrivées au dernier degré de la dégénérescence. Calibre dilaté inégalement, tuniques hypertrophiées et détruites irrégulièrement, altération profonde des tissus voisins, ces varices ont une épaisseur tantôt exagérée, tantôt réduite à l'état de mince membrane, elles forment des ampoules, des tumeurs, des lacis de vaisseaux indurés ou mous,ou des dilatations fusiformes ou globuleuses, j'ai vu de nombreuses varices de la saphène interne former des tumeurs variqueuses à la face interne au-dessus et au-dessous du genou.

Ces varices *aux trois degrés* affectent d'abord

les veines profondes, puis les veines superficielles et plus souvent les deux à la fois mais successivement d'où deux catégories de varices que l'on connaissait bien mal il y a quelques années. Notre ancien maître, le professeur Verneuil a eu l'heureuse occasion d'étudier les varices profondes et d'apporter ses grandes lumières cliniques dans le fatras d'absurdités que la médecine officielle avait accumulées depuis Hippocrate et Galien sur les varices.

Causes et Genèse des Varices.

Les veines sont des vaisseaux doués d'une certaine élasticité qui ramènent le sang des organes vers le cœur en s'abouchant aux deux oreillettes du muscle cardiaque.

Par quel mécanisme ce retour du sang se produit-il ? Retenons simplement qu'à l'état normal, au repos et couché, ce trajet du sang s'opère facilement grâce à la poussée cardiaque à travers les capillaires. Dans la position debout la colonne sanguine doit monter et être élevée jusqu'à l'oreillette droite du cœur par une force ascensionnelle. Ici, c'est le vide produit par le diaphragme et les poumons qui dans l'inspiration aspire la colonne liquide veineuse. La contraction musculaire d'autre part contracte et décontracte les veines en foulant le sang vers le cœur et en aspirant vers les capillaires. Des valvules, petits replis musculeux, sont placés dans la lumière des veines et assurent un point d'appui et un obstacle à la colonne sanguine qui voudrait rétrograder. Un lacis spongieux de veines plantaires se vidant par la marche et se remplissant dans l'intervalle du repos aide encore au retour du sang vers le cœur.

Comme on le voit la circulation veineuse est la résultante de plusieurs forces d'impulsion agissant sur des canaux sains avec des valvules fonctionnant bien. Si l'une de ces forces diminue, la circulation se trouve entravée, la veine comme tout organe insuffisant réagit, se défend, lutte, s'hypertrophie, perd son élasticité et si la cause ne disparaît pas, la varice apparaît avec ses lésions et ses complications.

Je vais passer en revue les causes des varices, c'est-à-dire les conditions susceptibles de déterminer une modification de structure dans la paroi veineuse, soit directement, soit indirectement.

L'hérédité veineuse. — Il n'est pas douteux que des parents transmettent à leurs enfants des veines délicates, faciles à l'hypertrophie. Ainsi, je crois que des malformations veineuses,un petit nombre de valvules, ou des valvules insuffisantes sont souvent l'apanage de jeunes individus dont les parents étaient variqueux, mais je me refuse à croire que l'on *naît variqueux*. On peut avoir la vocation variqueuse, et si le genre de vie, de fatigue ou de surmenage s'y prête on deviendra certainement variqueux. Mais combien d'autres, à veines évidentes, quoique nés de parents variqueux, n'ont jamais souffert de leurs veines et ne sont pas allés jusqu'à la dégénérescence variqueuse. Les anciens prétendaient que les individus à constitution brune, sèche, désignés sous le nom de tempéraments bilieux y étaient spécialement prédisposés; serait-ce de ce préjugé que serait sorti le vieux dicton populaire : « Qui voit ses veines, voit ses peines. »

L'influence de certains états diathésiques peut être rapproché de ces constitutions. L'arthritisme d'après Bazin, l'herpétisme d'après Lancereaux, le rhumatisme et la goutte d'après Verneuil, entachent souvent les antécédents des variqueux. J'ai connu et observé bien des variqueux issus d'une souche sans tare ni diathèse. Cependant j'ai pu me rendre compte que sur 100 malades variqueux une trentaine avaient souffert de douleurs articulaires eux ou leurs parents.

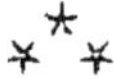

L'âge n'a pas à entrer en ligne de compte dans la genèse des varices, on en rencontre à tous les âges. Dans l'enfance, ce ne sont que des varices congénitales. On cite des enfants porteurs de varices congénitales aux bras généralement. J'ai eu l'occasion en 1902 de donner mes soins à une enfant de 18 mois qui m'était adressée par le docteur Portafax de Paris pour des varices intéressant la main, le bras et l'omoplate du côté droit, varices congénitales mais qui de l'avis des parents avaient tendance à augmenter.

J'ai vu des jeunes gens de 17 à 20 ans atteints de varices graves; j'ai soigné un certain nombre de demoiselles de magasins portant des varices qui s'étaient développées rapidement de 16 à 19 ans. C'est d'ordinaire de 30 à 40 ans qu'elles se développent de préférence.

Le sexe.— Hommes et femmes sont atteints de varices, les hommes autrefois un peu plus souvent parce qu'à ceux-ci échoient les durs labeurs et les professions fatigantes.Les progrès du féminisme moderne me paraissent devoir amener bientôt des proportions contraires.

Excès. — Fatigue. — Professions fatigantes.

« L'homme ne meurt pas, il se tue ». Quand nous sommes jeunes, nous n'apprécions pas comme il convient le prix de la santé sans laquelle il n'existe ni bonheur ni plaisir, et nous jetons follement notre vie sans compter à tous les excès, à tous nos caprices, à toutes nos ambitions, à tous nos plaisirs si ce n'est à tous nos vices. Ce préambule avant d'aborder l'étude de professions qui amènent l'usure veineuse, a pour but de faire comprendre à une catégorie de variqueux qu'il n'y a pas que la fatigue physique résultant d'une profession pénible qui altère les parois veineuses, tous les genres d'excès de table et de boissons, non seulement prédisposent à la varicose chronique, mais mettent l'organisme aux prises avec toutes les infections ou intoxications qui envahissent des vaisseaux tout prêts à s'enflammer. Combien de fois dans l'air emprisonné et empoisonné des villes, l'homme de la cité, supprimant la nuit pour prolonger la durée de son activité comme aussi de ses jouissances s'épuise par le corps, s'épuise par l'esprit et cette usure organique s'attaque non seulement à ses artères pour lui produire de l'artério-sclérose mais attaque et dégénère ses veines en lui causant la phlébo-sclérose, des varices et des phlébites, que l'on qualifie de rhumatismales ou goutteuses et qui ne sont que de l'usure veineuse, de l'usure cellulaire des parois du vaisseau.

A côté du mondain qui altère ses veines en fêtant, je trouve l'ouvrier des villes qui lui aussi ne ménage ni son corps, ni ses veines. Sans m'arrêter à des classifications datant d'Avicenne, ce qui ne les rajeunit pas, voyons ce qui se passe en 1903 dans notre moderne France, la plus civilisée et la plus en marche des nations vers le progrès. J'ai trouvé sur un nombre dépassant 1.600 variqueux que j'ai observés et soignés, par ordre de fréquence, des bouchers, cuisinières, garçons de café, demoiselles de magasins, cochers, boulangers, blanchisseuses et repasseuses, typographes, bicyclistes, charcutiers, mécaniciens, forgerons. Les professions pénibles nécessitant la station debout prolongée en exposant les jambes à des températures variables du froid intense à une chaleur excessive ou à une humidité continuelle tiennent les premiers rangs. Nous consacrerons un chapitre à l'influence du métier militaire sur le développement des varices chez les jeunes gens et aux moyens de prophylaxie des varices chez le soldat.

Un autre chapitre traite plus loin de l'influence des sports sur les variqueux ou candidats aux varices.

Il est incontestable qu'au premier rang des causes efficientes de la sclérose des veines se place la fatigue. La fatigue agit sur les veines par un mécanisme copié sur celui du cœur qui s'altère par suite d'obstacle valvulaire. Dans la fatigue il y a diminution de la force des contractions musculaires et diminution de l'action nerveuse, la veine devient impuissante à lutter et se laisse dilater.

La fatigue crée aussi un terrain *minus resistentiæ*. Dans le surmenage, les cellules de tout l'organisme s'usent plus vite et en plus grand nombre. Pour combler cette perte exagérée, les tissus sont obligés de créer immédiatement de nouvelles cellules et d'exagérer la dépense.

Mais ces cellules usées sont en si grand nombre, que nos émonctoires deviennent insuffisants pour leur élimination. Or, de nombreuses expériences prouvent que les dérivés de nos cellules aboutissent aux mêmes maladies que les sécrétions des organites infectieux.La cellule de l'économie jouit de la plupart des propriétés attribuées sans cesse au microbe.Si le poison puisé au dehors désagrège nos membranes,les résidus de la nutrition non éliminés conduisent à des troubles analogues. La production exagérée de matériaux usés et insuffisamment éliminés aboutit donc à la fabrication de toxines organiques capables de produire les troubles les plus divers.

Considérez que les vaisseaux veineux sont seuls chargés de ramener et de charrier ces déchets et vous ne serez pas étonnés si ces poisons en contact permanent avec l'endo-veine produisent les lésions d'inflammation et par suite d'hypertrophie de la tunique interne des varices et amènent fatalement de l'endo-phlébite, lésion primitive des varices.

Et qu'y a-t-il d'étonnant que le globule blanc entamant dans les veines intus et extra, la lutte contre tout corps étranger, vieille cellule, ou germe morbide, ne puisse plus l'englober et le digérer (phagocytose) et qu'ainsi vaincu, il présente lui-même un terrain admirable d'ensemencement et de multiplication abondante. D'où invasion par les microbes des diverses parois veineuses ou des tissus voisins, d'où la phlébite et ses complications.

La Misère prédispose aux Varices.

Il y a malheureusement bien des hommes qui, sans commettre d'excès, ne peuvent pas se procurer les aliments nécessaires au renouvellement et à la reconstitution des cellules usées par le travail et en rapport avec l'exagération de ce travail. Les ouvriers, en France, gagnent en moyenne 5 francs par jour. Célibataires, ils peuvent, en fournissant un travail de 10 heures, vivre assez confortablement pour réparer les pertes de la journée. Mais, comme tout le monde, ils se marient et, en général, ont plusieurs enfants. Alors commence la misère avec toutes ses conséquences : la même quantité d'aliments divisée par 4 ou 5 bouches se réduit à un morceau de pain, des pommes de terre et de l'eau ; la chambre suffisante pour un homme qui n'y passait que quelques heures de nuit, n'a plus le cube d'air nécessaire à la respiration permanente de 3, 4 ou 5 personnes. Comme les chambres obscures et humides sont moins chères, la lumière elle-même, cette source de vie, fait défaut à la famille.

Le résultat de cette situation est facile à concevoir : l'organisme, ne trouvant pas les aliments nécessaires à la réfection des cellules neuves pouvant remplacer les cellules usées, prend sur lui-même les matériaux indispensables à la vie, les réserves sont attaquées et bientôt épuisées, l'organisme charrie dans le sang veineux les mêmes toxines et les mêmes cellules usées, la fatigue s'unissant à cette misère physiologique, les veines présentent encore ici le même terrain favorable à l'éclosion des varices et des phlébites.

La Grossesse et les Varices.

C'est là une des causes prédisposantes les plus fréquentes des varices chez la femme ; nous nous réservons, d'ailleurs, de revenir plus loin sur leur véritable nature dans ce cas. Lesguillon, Cazin, Budin, sont d'accord sur cette fréquence; mais ils n'admettent pas la même proportion: Lesguillon, en effet, admet celle de 1/20, de même que Cazin, tandis que Budin a trouvé un nombre beaucoup plus fort : 1/3. Si nous examinons de près sa statistique, nous voyons qu'il a rencontré les varices 100 fois sur 300 femmes examinées : 22,5 0/0 des femmes variqueuses étaient des primipares, 44,5 0/0 des multipares. Il explique de la façon suivante ses divergences avec les auteurs précédents: Lesguillon n'aurait pas compté dans sa statistique les femmes atteintes de varices légères ; quant à Cazin, il a observé dans un milieu spécial qui n'est pas le milieu hospitalier parisien.

Delpech aussi fait une remarque que contredisent les observations de Bazin. Le premier admet que les varices s'observent souvent chez les femmes grosses, mais toujours à un âge avancé; il pense, au contraire, qu'il est rare qu'elles se manifestent chez de jeunes femmes, même pendant le cours de grossesses successives. Budin s'inscrit en faux contre cette assertion; se basant sur ses recherches personnelles, il affirme que c'est de vingt-deux à vingt-trois ans que se trouve le chiffre le plus considérable de femmes grosses atteintes de varices, et on les rencontre dès l'âge de dix-neuf ans.

Le nombre des grossesses influe d'une façon notable. Les varices sont fréquentes chez les multipares. Parmi les 300 femmes examinées par Budin, 152 était primipares, 148 multipares. Parmi les 152 primipares, 34 avaient des varices, 118 n'en avaient pas. Parmi les 148 multipares, 66 avaient des varices, 82 n'en présentaient pas. On trouve donc deux fois plus souvent des varices chez les multipares que chez les primipares.

La direction de l'utérus ne semble pas avoir d'action sur l'apparition des varices ; 76 fois sur 100, d'après Dubois et Pajot, l'utérus est incliné à droite ; dans les cas où les varices n'existaient que d'un seul côté, Budin les a rencontrées 18 fois à droite et 17 fois à gauche. C'est encore là un argument contre l'action considérable attribuée à la compression par certains auteurs (1).

Dans la fatigue, il y a des phénomènes de paralysie vaso-motrice dus à l'épuisement du muscle et à l'action toxique des cellules usées s'éliminant mal.

Dans la grossesse également, il y a aussi une action nerveuse bien nette et elle est, dit Rémy, indiscutable pour les varices des femmes enceintes (2).

Elles apparaissent dès le début de la grossesse. Il est bien certain qu'à ce moment le volume de l'utérus et la compression qu'il pourrait exercer sur les vaisseaux ne doivent pas entrer en ligne de compte.

Il se produit une dilatation active des vaisseaux provoquée par la présence excitante du fœtus. Il y a un véritable afflux sanguin comme l'indiquait déjà Briquet, pour nourrir le produit de la conception. La vaso-dilatation au lieu de rester limitée aux organes génitaux s'étend du bassin aux veines des membres inférieurs.

---

(1) Ces derniers paragraphes sont extraits du travail de M. Schwartz. Pour les varices de la grossesse, consulter en plus : Lesguillon, Thèse de Paris, 1869 ; Richard, Thèse, 1857 ; Mémoire de Cazin pour le prix Capuron, 1879 ; Budin, Thèse d'agrégation, 1880.

(2) *Traité des varices*, 1901, Dr Remy, page 90.

On pourrait dire que c'est un acte nerveux réflexe et décrire la voie que suit l'excitation partie de la matrice pour revenir aux veines des membres inférieurs. Nous n'y insisterons pas.

Au point de vue clinique il est plus important de savoir que la nature de l'excitation originelle du réflexe est spéciale et précise. Il ne suffit pas qu'il y ait un fœtus, il faut qu'il soit vivant. Rivet nous a montré que dans le cas de sa mort intra-utérine, les varices s'affaissent de suite malgré la persistance de volume de la matrice.

Pourquoi certaines femmes ont-elles des varices pendant la grossesse? Il semble que le trouble nerveux local soit sous la dépendance d'un trouble nerveux général. Léonardi a prouvé que toutes les femmes atteintes de varices gravidiques avaient des antécédents nerveux et cette proposition s'est trouvée confirmée dans le seul cas de varices de ce genre dont nous avons observé l'évolution dès le début.

Obs. — Varices causées par l'action réflexe de l'utérus gravide. Yon..., Charlotte, 20 ans, blanchisseuse.

Nous examinons la femme pendant le cours de la seconde grossesse. A sa première grossesse Y... a eu des varices et de l'œdème immédiatement après la fécondation. Après l'accouchement la guérison survint presque complète; cependant durant quelques mois la malade constata un peu d'enflure aux chevilles, le soir surtout.

Au début de la seconde grossesse les varices reparurent pendant les neuf mois sans amener avec elles des troubles trophiques très sensibles, puis elles cessèrent presque complètement après l'accouchement. Il en est pour les varices des grossesses comme pour les varices professionnelles, elles disparaissent avec la cause qui les avait produites. Cependant par la répétition il se produit ce qui arrive dans l'asystolie, des lésions définitives succèdent à des troubles fonctionnels.

Influence des époques menstruelles sur les Varices.

La grossesse n'est pas nécessaire pour que l'action vaso-dilatatrice s'exerce, la menstruation suffit pour influencer et aggraver momentanément les varices. Sans remonter à Bordeu, nous pouvons l'affirmer pour l'avoir observé sur beaucoup de femmes.

Parmi celles dont j'ai pris note, est une religieuse ayant une ampoule à la cuisse et des varices au mollet. Les vaisseaux ne se dilataient, ne devenaient douloureux qu'à ce moment.

Une cuisinière, Marguerite Clerf..., se trouvait dans les mêmes conditions. Elle avait sur le mollet gauche une varice qui devenait énorme et douloureuse au moment des règles, et le meilleur signe de guérison pour elle, a été de constater que ses règles ne s'accompagnaient plus de production de paquets variqueux (1).

Les Traumatismes et Accidents des jambes produisent des Varices.

J'ai observé fréquemment l'apparition des varices du membre inférieur à la suite de fractures, de luxation, d'entorses, de foulures ou même de simples contusions. Les observations suivantes en font foi.

Obs. I. — M. T..., coiffeur, après une chute de bicyclette dans laquelle il eut une luxation de la rotule et d'autres lésions de son articulation, fut atteint de varices profondes et de phlébite pour lesquelles il vint suivre à mon Etablissement Varicologique un traitement de deux mois à la suite duquel il sortit absolument guéri. Il peut depuis faire de longues marches et se livrer sans aucune espèce de fatigue à son travail qu'il estime très pénible.

Obs. II. — M. D..., palefrenier, à la suite d'une entorse tibia-tarsienne vit ses malléoles se couvrir de varices importantes et un ulcère variqueux grave s'installer à la face postérieure du

(1) Remy, *Varices*, page 92.

mollet. Il cesse son travail et se fait soigner à l'hôpital Saint-Louis, après plusieurs semaines de traitement sans succès il s'adresse à moi, commence son traitement à l'Institut Varicologique. Grâce à mon Pansement Ambulatoire, il reprend ses occupations sans fatigue, sans œdème, et peut se livrer à un travail très dur puisqu'il se lève à 3 heures du matin et travaille jusqu'à 9 heures du soir. Pendant plusieurs mois que dura son traitement, il ne cessa jamais de travailler et il put enfin cesser ses pansements fin 1902, enchanté du résultat final, et n'ayant jamais osé croire à sa guérison, ayant toujours présent à la mémoire le pronostic d'incurabilité qu'avaient prononcé mes confrères de l'hôpital Saint-Louis.

Il n'est pas rare de voir des varices apparaître à la suite de coups de couteau dans la jambe, de brûlures, des frottements répétés dans la même région du membre inférieur.

La cause de ces désordres veineux réside dans une atrophie des fibres musculaires lisse des veines qui a pour effet de permettre la distension passive de ces vaisseaux dépourvus d'une innervation suffisamment énergique pour résister contre la pression sanguine.

Je serai à peu près complet quand j'aurai noté comme cause de varices *un obstacle mécanique* au cours du sang veineux, par exemple à la suite de tumeurs ou de brides cicatricielles comprimant les varices, le sang s'accumule en amont de l'obstacle et dilate tous les vaisseaux tributaires du vaisseau comprimé.

Chez les femmes, nous avons vu dans plusieurs cas des fibrômes de la matrice causer des varices aux cuisses, aux jambes. La circulation veineuse en retour se trouve entravée par la compression due au poids et au volume des fibrômes, occupant tout ou partie du bassin, les valvules se fatiguent, les parois dégénèrent, la dilatation variqueuse s'établit et il se produit des œdèmes variqueux très tenaces.

Je reviendrai dans le chapitre : Les varices et la mode sur la compression par les ceintures, le corset, les jarretières au-dessus ou au-dessous du genou. Les phlébites sont à considérer comme cause et effet dans la production des varices. Toute phlébite aiguë ou chronique multiplie les dilatations variqueuses dans son voisinage.

Résumé des causes dans la genèse des varices.

Les causes que je viens d'étudier, qu'elles résultent d'une malformation ou d'une insuffisance congénitale, d'une infirmité sénile ou diathésique des éléments de ses tuniques ou de son innervation, qu'elles soient produites par des violences, plaies, tumeurs, cicatrices, ou bandages mal appliqués, ruptures valvulaires ou phlébites infectieuses ou d'origine arthritique, ces causes aboutiront toutes à : 1° la dilatation du vaisseau par le poids mécanique du sang ; 2° la dégénérescence des tuniques et tissus péri-veineux ; 3° l'inflammation par l'absorption de produits toxiques, cellules usées ou microbes.

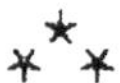

J'ai à ajouter un mot sur le rôle très important des *valvules* des veines. Les veines qui ont plus d'un millimètre de diamètre présentent dans leur intérieur des replis de tissu élastique et musculaire. Les veines superficielles ont moins de valvules que les veines profondes. Le nombre de ces valvules placées à des distances diverses varie à l'infini suivant les individus.

Le rôle des valvules est 1° : de se tendre pour s'opposer au recul et au reflux de la colonne sanguine ; 2° de subdiviser la grande colonne sanguine en une série de petites colonnes pour rendre minime la pression que supporte chaque segment intervalvulaire et en dirigeant le cours du sang vers les endroits où peuvent agir les forces motrices favorables à son décours vers le cœur. Mes lecteurs s'expliqueront facilement de quelle importance est la lésion ou le non fonctionnement des valvules. Dans la dilatation simple ou premier degré des varices, les veines augmentant de calibre et les valvules ne pouvant les suivre dans leur extension, ces petits organes deviennent insuffisants. Dans le 2e et 3e degré, les valvules enflammées ou dégénérées se suppriment. Aussi l'effort est redoutable chez les variqueux dont les valvules ont été détruites car la pression supportée par les veines est énorme dans ce cas, et c'est surtout contre cette tension, estimée par les très intéressantes expériences de manomètre du Dr Delbet, à 16 millimètres le sujet étant couché, à 20, le variqueux étant assis, à 40 étant debout, à 160 dans un petit effort et 260 dans un violent effort, que seront dirigées les actions curatives ou palliatives suivant le cas, des appareils de compression, de contention anti-variqueuse.

Siège des varices.

Dans ce petit volume, je ne m'occupe naturellement que des varices des jambes, les plus fréquentes. Parmi les veines superficielles, c'est la *saphène interne* qui est le plus souvent atteinte de dégénérescence variqueuse. Dans les veines profondes ce sont les *péronières*.

Ce sont les veines transversales qui sont prises les premières. Les communicantes sont souvent atteintes et elles reflètent l'état des varices profondes.

« 1° Toutes les fois que des varices superficielles spontanées existent sur le membre inférieur, on observe en même temps des varices profondes dans la région correspondante de ce membre.

« 2° La réciproque n'est pas vraie, car on peut trouver la dilatation des veines inter et intramusculaires sans que les vaisseaux superficiels soient atteints; mais lorsque les premières sont encore seules dilatées, il est presque certain que, dans un délai plus ou moins long, les dernières à leur tour s'amplifieront, deviendront serpentines et paraîtront alors sous la peau.

« 3° La phlébectasie ne porte pas primitivement sur les vaisseaux sous-cutanés, pas plus sur la saphène interne que sur toute autre; elle prend, au contraire, son origine dans les veines profondes en général et dans les veines musculaires du mollet et le plus souvent. Ces vaisseaux sont d'abord atteints de dilatation et d'insuffisance valvulaire, et de là ces lésions se propagent aux branches sus-aponévrotiques de deuxième et de troisième ordre ordinairement. »

Ces trois lois formulées par Verneuil sont en général vraies. Cependant à plusieurs reprises, j'ai constaté quelques exceptions à ces 3 cas et vu des malades ne présentant que des lésions variqueuses externes.

Quant au genre de la lésion qui caractérise la dégénérescence variqueuse, sans approfondir les théories émises je dirai à mes lecteurs que c'est l'endo-veine ou tunique interne qui est envahie par des éléments anatomiques nouveaux, la première lésion de la veine est donc de l'endophlébite et non de la mésophlébite ou inflammation de la tunique moyenne qui est secondaire, contrairement à ce que prétendait Cornil. Il est d'ailleurs assez logique que ce soient les tissus en rapport avec un sang anormal en qualité ou en pression qui subissent les premiers la réaction de cette altération.

Les varices peuvent atteindre les capillaires ou dernières ramifications veineuses et produire des varicosités, des veinosités, ou des arborisations qui sont des signes de lésions veineuses profondes et externes. Ces varices capillaires sont surtout une infirmité désagréable quand elles se trouvent à la face, et aux ailes du nez, elles donnent à la physionomie un air enluminé rouge et enflammé qui aux yeux du vulgaire passe pour être une lésion d'alcoolique.

Les Symptômes morbides des varices.

Le signe qui caractérise extérieurement les varices externes est la production de saillies, réductibles à la palpation, fluctuantes, ondoyantes (expérience de la chiquenaude sur une veine). Le gonflement apparaît souvent au mollet et c'est là un signe de varices profondes.

L'œdème vient ensuite, il est d'abord accidentel, il se produit à l'occasion d'une fatigue, d'une longue marche ou d'une nuit passée sans repos.

Puis il devient quotidien et apparaît tous les soirs au bas de la jambe, puis il remonte un peu, on le trouve sur le devant du tibia, il forme un bourrelet au-dessus de la bottine. Enfin il augmente et devient visible au premier coup d'œil.

Il est néanmoins toujours peu important. Quelquefois il siège uniquement dans le voisinage des veines malades, et c'est ainsi qu'on le rencontre localisé au niveau de la face sous-cutanée du tibia.

Cet œdème disparaît la nuit pendant les premières périodes de la maladie.

Quand la lésion variqueuse est avancée, l'œdème est persistant, il déforme le bas de la jambe, il perd son caractère habituel de mollesse au doigt. Il se complique d'induration inflammatoire et nous marchons vers la dermite et la transformation lardacée du tissu sous-cutané.

A ce moment, quand la peau résiste sous le doigt, l'œdème variqueux peut encore être décelé, mais il présente cette particularité d'être uniquement limité à la couche la plus superficielle du derme, et quand le médecin recherche son existence par le procédé habituel, il n'obtient pas un godet profond mais une dépression très superficielle dans laquelle se retrouvent moulées les rangées papillaires du doigt explorateur.

Gêne et Impotence fonctionnelle.

Parmi les troubles de la fonction des muscles nous devons placer la rapidité de la fatigue musculaire et la diminution de la force. Il ne s'agit plus ici simplement de la fatigue par apparition de l'acide sarcolactique, mais plutôt de l'endolorissement du muscle et de son gonflement par congestion passive.

Douleurs et Souffrances.

La douleur proprement dite est nulle.

Les troubles de sensibilité sont très variables chez les variqueux. Ils peuvent manquer complètement comme certains nous l'ont affirmé, mais c'est tout à fait rare et habituellement on observe tantôt l'une, tantôt l'autre variété des troubles sensitifs que nous allons décrire.

Quelquefois l'existence des varices s'accompagne d'une sensation très vague, d'une simple gêne qui est prise le plus souvent pour de la fatigue.

Le trouble de sensibilité le plus fréquent est la sensation de pesanteur du membre. Elle précède souvent la découverte de varices sous-cutanées. Elle attire l'attention du patient sur son membre. Elle se produit aussi bien dans la station verticale simple que pendant la marche. Elle survient plus ou moins rapidement. Pour commencer, elle apparaît à la fin de la journée, mais avec les progrès du mal, elle peut se manifester beaucoup plus tôt, presque aussitôt après que le malade a quitté son lit. Cette pesanteur s'accompagne souvent d'une sensation de distension ou de plénitude du membre.

Quand la douleur existe, elle n'est pas uniforme. Tantôt sourde, tantôt vive, elle est comparée à des coups de couteau comme dans l'ataxie, des brûlures comme dans les tumeurs, des battements comme dans la formation d'un abcès, des torsions des os comme dans la syphilis.

On peut trouver une véritable sciatique qui a été bien décrite par Quénu.

Le caractère commun à toutes les variétés est de ne se montrer qu'avec la distension des veines. Au début elles n'apparaissent qu'avec la fatigue. Plus tard elles peuvent se montrer dès le début de la marche ou du travail. Elles ont un autre caractère qui est de disparaître par le repos.

Ces douleurs ne sont quelquefois pas apaisées immédiatement par la cessation du travail ni par le repos au lit. Il faut quelques heures avant qu'elles cèdent, souvent elles causent l'insomnie pendant les premières heures de la nuit.

Le plus souvent les varices restent indolores à la palpation, mais quelques-unes deviennent très douloureuses et leur pression réveille de vives douleurs.

Certaines douleurs ont pour caractère d'être provoquées par la contraction musculaire comme si le muscle contenait des nerfs douloureux. Celles-ci paraissent profondes et se montrent principalement au niveau des muscles du mollet, de préférence à la face interne.

Le muscle a encore une autre manière de souffrir, c'est la crampe. Quelques souffrances sont produites par la flexion du membre, c'est surtout dans le cas de veines distendues ou de paquets variqueux du condyle interne du genou, c'est vraisemblablement le nerf saphène externe qui en est l'agent.

Du côté de la peau, nous trouvons les sensations de chaleur ou de brûlure, des démangeaisons ou bien des engourdissements et des fourmillements. On peut expliquer ces divers états par la tension de la peau, le gonflement musculaire et la compression des fibres nerveuses.

Enfin, le trouble nerveux peut être d'une autre nature encore et a besoin d'une explication différente. Un boulanger des environs de Paris avait de si grosses varices que le sang de la plus grande partie de son corps pouvait s'y accumuler en produisant l'anémie des parties supérieures. Quand il restait quelques minutes sans ses bas élastiques, il pâlissait et perdait connaissance par anémie cérébrale.

Marche des varices.

S'il s'agit de paquets variqueux isolés, sans veines profondes, elles restent stationnaires. S'il s'agit de varices externes et de varices profondes, la dégénérescence ne cessera de s'étendre. Abandonnées à elles-mêmes, ces varices ont une marche fatalement progressive et grave pour les formes envahissantes. Quand les complications arrivent et si un traitement sérieux n'est pas institué à l'heure voulue, le variqueux parcourra nécessairement son cycle de complications, souvent la phlébite, presque toujours l'ulcère variqueux, et les lésions de la peau, eczémas, dermites, démangeaisons, etc., jusqu'à ce que l'impotence fonctionnelle arrive et que le malheureux infirme ne soit plus qu'une masse inerte et sans mouvement, beaucoup plus à plaindre que le cul-de-jatte qui lui se véhicule où il veut et ne souffre pas, et ne vit pas hanté toute sa vie de la crainte d'une rupture avec hémorragie mortelle. Je trouvais chimérique cette crainte des ruptures quand pendant une matinée théâtrale dans un théâtre des boulevards dont je suis le médecin en chef, j'ai été appelé à donner mes soins à un spectateur des fauteuils d'orchestre qui tranquillement assis, avait à peine senti le flot de sang qui s'échappait d'une varice béante de sa saphène externe. En quelques minutes, les quelques litres de sang nécessaires à la vie s'étaient écoulés et malgré une compression rapidement installée, je ne puis que constater que mes efforts étaient vains et que ce variqueux était mort d'une rupture de grosse varice.

TRAITEMENTS DES VARICES

Je tiens à protester dans les premières lignes que je consacre aux traitements anciens des varices sur les divisions et subdivisions que les auteurs qui se sont occupés jusqu'ici des varices ont appliquées aux divers traitements, ils les appellent médical, palliatif et conservateur et les déclarent de peu de valeur en comparaison du traitement chirurgical, le seul, l'unique, notez bien que comme M. Josse qui était orfèvre, les auteurs d'études sur les varices et complications sont tous des chirurgiens. Peu de médecins ont osé toucher à ce *noli me tangere* chirurgical. Il n'est d'ailleurs presque pas de volume où l'on ne définisse les varices « une affection chirurgicale ». Et pourquoi, je vous le demande, les affections artérielles, cardiaques, viscérales du cœur et du poumon ne seraient-elles pas aussi des affections chirurgicales. Il serait réellement temps que les médecins quittent les chemins battus et se mettent en marche pour des recherches vraiment scientifiques et pratiques. Jusques à quand verrai-je de très distingués médecins s'enliser dans les vieilles doctrines, accepter comme indiscutables des erreurs scientifiques et thérapeutiques, se croiser les bras devant les maladies qui se précipitent vers le terme fatal, en pratiquant la médecine des bras croisés et de l'expectative, au lieu de se spécialiser l'un sur les maladies d'un organe, l'autre sur tel autre, apprendre à le connaître anatomiquement, cliniquement et thérapeutiquement d'une façon parfaite. La médecine se meurt si quelques jeunes praticiens ne lui infusent un sang nouveau, et ne lui instillent un nouveau sérum un peu plus actif que ceux dont nous gratifient les inventeurs et les savants officiels. C'est la faillite médicale à bref délai, si la médecine des académies ne sort pas de son ornière où elle est empêtrée.

Dangers des opérations sur les varices.

On ne fera pas le même reproche à la chirurgie moderne: depuis Lister et Pasteur, il n'existe plus d'organe que l'on ne puisse escamoter avec le bistouri et l'antisepsie. Les veines qui avaient eu la déveine d'être un peu trop malmenées par Celse, Ambroise Paré, Dionis, Nélaton, Dupuytren et Lisfranc, virent des jours meilleurs à l'avènement de l'antisepsie.De 1875 à ce jour, les chirurgiens allemands, français, anglais, lièrent, réséquèrent et extirpèrent toutes les veines variqueuses qu'ils purent rencontrer. Cette orgie opératoire, cette furie de suppression d'organes commence à décroître, il est évident que n'importe quel chirurgien un peu habile peut enlever telle ou telle veine sans danger immédiat pour le patient. Généralement, avec l'asepsie et l'antisepsie, plus d'infections, plus de suites opératoires, cependant ceci est loin d'être toujours vrai, car je lis dans le livre de Remy (1) ce qui suit :

1er cas. « J'ai vu une de mes opérées de la ville succomber à une série d'embolies dont la première survint au moment de l'opération et la dernière 3 heures après. »

2e cas. « Un prêtre sort de l'hôpital le onzième jour après extirpation de paquets variqueux et résection d'une certaine hauteur de sa saphène interne. Il fait une marche de deux kilomètres, sa jambe enfle, ses veines deviennent dures et pleines de caillots, il a une phlébite ascendante qui s'arrête au bout de 2 ou 3 jours de repos et disparaît dans l'espace de 15 jours. »

3e cas. « Encore un accident mortel: il a trait a un charretier vigoureux de cinquante-trois ans qui souffrait depuis dix ans d'un vaste ulcère récidivant et incurable. »

Dès le lendemain de l'extirpation de ses veines, il a de la fièvre et des vomissements, les bords de la plaie se sphacèlent, le genou et la cuisse

(1) Compte-rendu du Congrès de Chirurgie, 1892. Rémy, loco citato, pages 145, 146.

se gonflent et sont sillonnés de veines apparentes. Le malade meurt en six jours.

A l'autopsie, on trouve les saphènes intactes mais baignant dans le pus ; les vaisseaux et les ganglions lymphatiques sont engorgés de pus. Cette intégrité des veines au milieu d'une lymphangite suppurée mortelle était une consolation pour l'opérateur *(sic)*.

Heureux opérateur, il était facilement consolable et pas exigeant ! sûrement ce charretier vigoureux était enfin guéri pour toujours de ses varices ! Mais écoutez la fin du compte rendu : « la véritable cause de l'infection était mon infirmier, ajoute le chirurgien; séduit par les chambres d'isolement pour les contagieux, il y avait élu domicile à mon insu et en avait rapporté les germes de la lymphangite qu'il avait inoculés à mon malheureux opéré. »

Je ne serai pas plus cruel, ceci se passait en l'an de grâce antiseptique 1892, mais je me demande ce qu'aurait pris ce *malheureux opéré* avant l'avènement de la vraie chirurgie, avant Lister et Pasteur.

Ces 3 cas pris au hasard prouvent que l'opération par elle-même indépendamment de son inutilité et de ses dangers peut amener de graves conséquences. Je ne parlerai pas des dangers de mort par le chloroforme, des hémorragies de l'opération, du choc opératoire, des antiseptiques toxiques comme le sublimé, l'iodoforme et l'acide phénique qui sont dangereux pour le tissu veineux.

Inutilité et Dangers des opérations sur les veines.

Inconsciente du danger, téméraire, la chirurgie moderne a beaucoup opéré les varices. Mais comme toute méthode qui ne donne pas en résultats ce qu'elle a offert en promesses, la réaction s'est faite, les patients mutilés et plus variqueux, n'ont pas dit tout le bien qu'en disaient les opérateurs et j'imagine que le lecteur s'intéresse beaucoup à l'opinion d'un individu, *experto crede Roberto,* qui a expérimenté quelque chose, que ce quelque chose soit un remède qu'on avale ou une opération qu'on a subie parce qu'on en attendait un mieux être. Or, en matière de médecine expérimentale, les faits prouvent tout et la théorie, je n'ose pas dire irrespectueusement le boniment, ne prouvera rien, chacun pourvu qu'il ait de l'imagination... peut y aller de la sienne. Ce petit raisonnement aura également sa valeur quand je parlerai des bienfaits de la méthode nouvelle ambulatoire, car mes renseignements ne sont que la fidèle expression de malades qui en ont usé, se sont guéris et se sont fait un devoir d'en propager l'usage en la recommandant : *Acta non verba.* Le père d'un enfant est toujours enclin à trouver sa progéniture extraordinaire et douée des plus belles qualités. La chirurgie en fait autant pour ses œuvres opératoires et ce n'est donc qu'aux opérés, pour ne pas dire les victimes, que j'ai demandé leur opinion, et que j'ai visités et examinés et tiré les conclusions.

Au milieu d'un grand nombre de variqueux opérés, j'ai choisi les 3 cas suivants bien typiques :

Obs. I. — M. M..., charcutier à Dam..., Seine-et-Marne, âgé de 32 ans, se présente à ma consultation à Paris le 15 décembre 1901. Il a été opéré par le Dr Paucher, très habile et très distingué chirurgien d'Amiens, une première fois en 1898 d'une résection très importante d'une partie de sa veine saphène, pour un ulcère variqueux grand comme une main d'enfant siégeant à la face externe de la jambe gauche. Après cette opération et deux mois de repos au lit, l'ulcère est guéri et cicatrisé. M. M... reprend ses occupations dans sa charcuterie et quelques jours après l'ulcère s'ouvre, augmente et donne lieu à des hémorragies. En 1900, nouvelle opération avec incision libératrice autour de l'ulcère. L'ulcère un peu amélioré, s'agrandit de nouveau, prend des proportions inquiétantes et quand je le vis, il était grand comme trois mains d'adulte et à part un léger pont de tissu sain en arrière, menaçait de faire un ulcère annulaire du mollet. Ce malade ne pouvant suivre mon traitement à Paris a suivi mes conseils pendant quelques semaines et je n'eus plus de ses nouvelles.

Obs. II. — M. Bl..., graveur de musique sur étain, rue T..., à Paris, âgé de 75 ans, se présente le 3 janvier 1902 à mon cabinet. Il est exsangue et vient d'avoir une hémorragie dans la rue et mon escalier, et il a pu perdre à l'examen des linges et vêtements plus d'un demi-litre de sang, il m'affirme avoir eu l'avant-veille une hémorragie aussi abondante, sans compter que depuis deux mois il perd du sang presque tous les jours. A l'examen de la jambe droite je trouve un ulcère profond, avec des varices et des artérioles béantes, causes de l'hémorragie, je lui fais mon pansement ambulatoire. L'hémorragie n'a jamais reparu, l'ulcération grande comme une main d'adulte a disparu pour faire place actuellement à trois petites plaies de la grandeur d'une pièce de 50 centimes. Malgré son état, grâce à mon pansement, M. B... n'a jamais, malgré son âge, interrompu son travail une journée, depuis, il trouve l'existence très supportable, dit-il, et il est heureux autant qu'on peut l'être dans sa situation de travailleur. Ce malade a supporté trois opérations consécutivement, auxquelles, à mon avis, il devait ses graves complications et l'aggravation.

En 1896, résection à l'hôpital Saint-Louis de plusieurs veines, amélioration de quelques semaines. En 1899, nouvelle opération. Bien-être de quelques mois. En 1901, incision circonférencielle qui ne donna que des hémorragies. Conclusion. Trois opérations n'ont fait qu'aggraver son état, que seule ma méthode médicale ambulatoire à amélioré et rendu supportable.

Obs. III. — En mars 1902, je vois arriver à ma consultation, une femme de 46 ans, ancienne cuisinière, habitant rue des Abbesses, à Montmartre, et tombée dans la plus affreuse misère à cause de son mal. Depuis trois ans, elle va d'hôpital en hôpital, cherchant un soulagement à sa maladie. Elle a subi trois opérations : 1° la ligature de ses principales varices; 2° la résection et l'extirpation de grosses veines superficielles et enfin 3° l'incision libératrice de Bolbeau pour faciliter la cicatrisation de l'ulcère. Elle est venue me voir en désespoir de cause parce que la veille, à l'hôpital Lariboisière on lui avait dit que seule, l'amputation de sa jambe pouvait la sauver. A l'examen je constatai une ulcération très vaste, très atone, de sale aspect, suppurant, comprenant le mollet en circulaire. Devant une pareille infirmité, je proposai à la malade de la recevoir deux fois par semaine pour se soumettre à mon pansement contentif et chimique, et, vu son état de misère, de la soigner gracieusement et lui donnai l'espoir qu'elle pourrait avec ma méthode, se livrer à une occupation pas trop fatigante, mais capable de la faire vivre. Je croyais avoir réussi à remonter le moral de cette malade et avais déjà la satisfaction d'avoir fait une bonne action, quand le hasard me fit jeter les yeux sur un fait divers d'un grand journal quotidien dans lequel une femme B..., rue V..., atteinte d'une maladie incurable, s'était jetée de 5 étages dans la cour et s'était fracassé la colonne vertébrale. C'était ma désespérée qui avait résolu d'en finir par le suicide.

Dans ces trois observations, on a multiplié jusqu'à impossibilité absolue, les interventions opératoires et sans aucun résultat palpable. Il y a donc eu inutilité complète et cela se comprend facilement. Dans un chapitre précédent, j'ai dit que les varices superficielles étaient presque toujours la conséquence de la sclérose des veines profondes. Or la chirurgie se reconnaît impuissante à opérer les veines profondes et j'aime mieux son aveu que sa témérité. Donc elle avoue qu'elle est impuissante dans la majorité des cas.

L'opération quelque habile qu'elle puisse être, produit un trausmatisme qui influence les tissus veineux, les enflamme, elle contusionne et supprime des filets nerveux qui nourrissent et innervent une région et le résultat est une dénutrition dont les progrès sont difficiles à arrêter, c'est la déchéance de ce qui reste de veines saines, et de tissus bien vivants.

Comme conclusions de ce chapitre, j'émettrai les vérités suivantes d'une frappante réalité.

1° Il y a des varices causées par les opérations chirurgicales;

2° Quelques varices enlevées sont guéries, mais il s'en produit des nouvelles plus volumineuses et plus nombreuses;

3° Les dangers d'embolie, de phlébite infectieuse, de mort, doivent faire écarter les opérations sur les varices;

4° La plupart des opérés ont des complications graves et n'échappent presque jamais à l'ulcération, causée par des lésions des nerfs blessés par l'opération;

5° Jamais on ne doit amputer un membre variqueux. Rien ne peut suppléer un membre perdu. L'infirmité est alors irréparable.

Voici l'opinion d'un grand chirurgien sur l'amputation chez les variqueux (1).

« Je n'ai fait que trois fois l'amputation du membre pour des varices compliquées.

« La première fois, c'était pour remédier à des hémorragies continuelles qui se reproduisaient au niveau d'un ulcère. Je n'avais pas encore l'explication de la facilité de ces hémorragies par

(1) Remy, *Varices*, page 246.

suite de l'adhérence d'une veine à l'ulcère. Aujourd'hui, je commencerais par extirper les veines malades avant d'employer le couteau et j'éviterais probablement l'amputation.

« Le deuxième cas a trait à un cas d'ulcère annulaire, de dermite atrophique et d'éléphantiasis au-dessous de cet anneau. Le troisième est celui d'un malade variqueux et ulcéreux présentant depuis de longues années de l'hyperostose.

« Comme résultats éloignés, je n'ai pas à me louer complètement de ce traitement radical, mes deux premiers opérés, qui n'avaient pas de varices à leur jambe saine, en ont vu survenir de très grosses à la suite de la suppression de l'autre membre. »

Tout commentaire serait superflu.

DIVERS TRAITEMENTS

ANCIENS ET MODERNES

Depuis Hippocrate qui saignait la veine et prétendait « dégonfler les vaisseaux et les débarrasser de leur sang mélancholique », depuis le fer rouge du médecin du Moyen-Age, la potasse caustique, la pâte de Vienne, la pâte de Cauquoin, on essaya bien des moyens tous plus ou moins actifs contre les varices. Je m'arrêterai aux deux suivants :

Les injections intra-veineuses coagulantes ont été mises en usage par les médecins de l'Ecole de Lyon, qui se sont inspirés de la pratique de Pravaz vis-à-vis des anévrismes. On se servit tout d'abord du *perchlorure de fer*, marquant 30° à l'aréomètre de Baumé, limpide et sans précipité au fond du vase renfermant la solution.

Voici comment se pratique l'injection : Avant de procéder à l'opération les veines doivent être dilatées par une marche d'une ou deux heures, puis la cuisse est serrée par un lien circulaire; un aide faisant la compression au-dessus et au-dessous du point à injecter, on enfonce le trois-quart obliquement de façon à ne pas aplatir la veine ; la canule étant maintenue, on retire la pointe, on laisse écouler quelques gouttes de sang, puis on visse sur elle la seringue contenant le liquide à injecter. On doit injecter 2, 3 gouttes au plus de perchlorure ; l'injection terminée, l'aide doit continuer la compression pendant 10 à 15 minutes encore. Il ne faut jamais faire qu'une seule opération à la même jambe et attendre huit jours pour recommencer à un autre endroit; de plus, on s'éloignera suffisamment du point où aura été faite l'injection précédente.

Les choses se passent à chaque instillation de la façon suivante : Au bout d'un quart d'heure on sent se former un caillot qui envahit la veine dans une étendue plus ou moins grande, puis il se produit une légère inflammation qui dure de 4 à 5 jours. Enfin le caillot se rétracte et la veine se réduit à un cordon fibreux souvent à peine perceptible. Il faut dire, toutefois, que certaines de ces injections ont été compliquées de gangrènes, de phlébites, et de plus, d'après Valette, elles ont l'inconvénient de donner un caillot qui s'organise difficilement. Weinlechner les a néanmoins employées dans ces dernières années et dit en avoir retiré d'excellents résultats d'après un travail tout récent (1884). Voici comment il procède : Il fait gonfler les varices en appliquant sur la cuisse un bandage circulaire en sparadrap ou un tube élastique ; il se sert comme liquide coagulant d'une solution de perchlorure de fer dans l'eau 1 : 2,25. Les injections sont faites au niveau des dilatations veineuses les plus notables et ne dépassent pas à chaque point injecté 3 à 4 gouttes. L'auteur fait en moyenne 9 injections par séance. Les suites sont assez douloureuses pendant les 2, 3 heures qui suivent l'opération, puis la veine durcit et se réduit en un cordon induré et atrophié. Quelquefois il a observé la gangrène de la peau et des abcès. Weinlechner a traité de la sorte 32 malades auxquels il a fait en tout 411 injections ; 23 ont été opérés en une séance, 5 en deux séances, 2 en trois, 2 en quatre séances.

Sur les 32 opérés 30 ont guéri ; 2 n'ont pas guéri de leurs varices. Il n'y a eu aucun cas de mort.

1 fois survint un phlegmon du mollet ; 18 fois il observa une gangrène limitée de la peau.

Voici quel est le résultat final :

1 fois transformation des veines en cordons indurés.

2 fois les varices sont changées en bosselures presque imperceptibles.

5 fois disparition de tout état variqueux.

2 fois thrombose simple, etc.

En résumé, Weinlechner a pu constater un bon résultat, plusieurs années après l'opération, sans nous dire toutefois lequel et chez combien d'opérés.

En somme, les inconvénients du perchlorure de fer sont flagrants et l'on s'est évertué à découvrir un liquide aussi efficace et moins dangereux.

Guillermond, à l'instigation de l'Ecole de Lyon, trouva la *liqueur iodo-tannique* qui a la propriété de coaguler le sang et de former un caillot dont une partie peut être résorbée, tandis que l'autre s'organise. Voici sa composition et la manière de la préparer, d'après Valette, qui a surtout prôné l'injection iodo-tannique. Il faut mêler 1 gramme d'iode à 16 grammes de tannin très pur; on réduit en poudre et on ajoute par petites fractions, et en agitant, 500 grammes d'eau distillée. Lorsque la solution est bien faites, cn la place sur le bain-marie et l'on fait évaporer jusqu'à ce qu'il ne reste dans le flacon que 60 grammes de liquide. La liqueur est obtenue, elle est complètement limpide. Il faut s'en servir lorsqu'elle est récemment préparée. Comme précédemment, cn prend la précaution de faire marcher le malade pendant 1 ou 2 heures et l'on serre la cuisse à l'aide d'une bande pour gonfler les veines variqueuses ; le malade étant debout on injecte avec une seringue à injections hypodermiques, au niveau des points les plus élargis, de 10 à 25 gouttes de liqueur iodo-tannique; la quantité est variable suivant l'état variqueux. La canule est laissée en place pendant que l'opéré est couché dans son lit; on ne la retire qu'au bout de 10 minutes et on ferme la petite piqûre par un brin de coton, que l'on maintient à l'aide d'une bande.

La douleur, peu vive au début, le devient un peu plus quelques heures après et se propage à toute la longueur de la jambe ; elle est facilement calmée par l'application de compresses imbibées d'eau blanche et tout se passe sans accidents. Les premiers jours il y a du côté de la veine des symptômes d'une réaction locale assez intense, elle gonfle, devient dure; au bout de 15 jours elle est convertie en un cordon dur, indolent, qui peu à peu diminue de volume. Cinq ou six mois après on le retrouve encore, mais considérablement réduit. Valette a fait plus de 200 opérations sans aucune complication;

il dit avoir revu plusieurs de ses malades dont la guérison était radicale *(Clinique chir.)*; nous le croyons, s'il s'agit de la veine oblitérée, mais n'y avait-il pas à côté ou plus profondément de nouvelles varices? Quoi qu'il en soit, le procédé nous paraît simple, sans danger, et mérite d'être conseillé dans les cas urgents. Legendre, dans sa thèse sur le traitement des varices, le prône et le recommande à l'instigation de Delore, qui a varié un peu la formule de Valette; sa liqueur iodo-tannique se compose d'iode : 5 grammes; tannin, 45 grammes ; eau, 1.000. Il injecte de 7 à 8 gouttes.

Negretti a conseillé les injections intra-veineuses de chloral à 1/2, 1/3, 1/4 gramme dans 1 gramme d'eau. Il cherche à obtenir de la sorte une phlébite adhésive.

Bottini fit, dans des varices congénitales du membre supérieur, des injections de chloral à 50 %, et obtint une amélioration considérable. Il fut obligé de cesser prématurément le traitement.

Wood a employé le persulfate de fer en solution; il a soigné 11 sujets atteints de varices, mais ne rapporte que trois cas dans lesquels il ait obtenu, dit-il, une guérison complète.

Nous n'insisterons pas plus longtemps sur tous ces faits qui se présentent presque toujours dans les mêmes conditions d'incertitude comme suites lointaines.

Les *injections périveineuses* cherchent à agir sur la veine indirectement par l'intermédiaire des tissus périphériques, et en provoquant dans ceux-ci une inflammation subaiguë suivie de rétraction qui se propage jusqu'à la varice.

D'après Legendre, Broca avait déjà conseillé d'injecter autour des veines variqueuses une solution de perchlorure de fer au 1/10e, il se forma des eschares ; il adopta alors un mélange d'alcool et d'eau à 50 %; les deux thèses de Fatin et de Lagarrigue nous donnent la manière de faire de Broca, qui ne diffère pas de ce que l'on sait déjà. Les injections périveineuses ont surtout été préconisées par Englisch et Marc Sée, etc. Englisch, en suivant la méthode de Schede, n'obtint que des résultats temporaires, la perméabilité des veines se rétablissant de nouveau ; il essaya alors les injections périveineuses d'alcool à 5 %. Il observa un processus inflammatoire assez violent, puisqu'il peut aller jusqu'à la suppuration et la rétraction des tissus périveineux; il fait 5 à 6 injections en même temps le long de la veine variqueuse qu'il s'agit d'oblitérer. Marc Sée a augmenté la dose d'alcool et a fait des injections à 25 %; il dit en avoir retiré de très bons résultats.

Outre l'alcool, on a encore employé la solution aqueuse d'ergot de seigle et l'ergotine.

Ruge a rapporté à la Société obstétricale de Berlin l'observation d'une femme enceinte chez laquelle il avait injecté à plusieurs reprises, en dehors des veines du membre inférieur, une solution aqueuse d'ergot de seigle. Martin a eu recours 3 fois au même procédé qui paraît être très douloureux.

Vogt cite un fait où 12 centigrammes d'ergotine injectés au voisinage d'une varice, à diverses reprises, de deux en deux jours, ont amené la guérison des varices.

Legendre repousse absolument l'ergotine dont l'application paraît être très douloureuse et se rejette surtout sur les injections alcooliques d'après Englisch et Marc Sée.

J'ai insisté à dessein sur les détails du traitement des varices par les injections coagulantes *intra et péri-veineuses* parce que c'est la seule thérapeutique qui ait donné quelques résultats sérieux dans la cure radicale des varices, avant mon traitement; mais je le rejette comme un moyen trop inconstant, variable dans ses effets et se compliquant souvent de phlébites suppurées, d'abcès et de cas d'embolie mortelle.

MA MÉTHODE AMBULATOIRE

Mon Pansement Contentif et Chimique dans les Varices.

Les varices sont curables. Au premier degré, elles le sont toutes. Aux autres degrés, la curabilité varie suivant les causes qui leur ont donné naissance, l'énergie du traitement, la persévérance du malade à s'observer et à se soigner.

La cure radicale des varices, dit *Schwartz*, semble possible lorsqu'il n'y a que des lésions bien limitées sans varices profondes. *Terrier* dit avoir vu des varices guérir avec l'âge et par suite d'une phlébite adhésive ayant déterminé l'oblitération des veines superficielles. Certains auteurs citent des cas de varices spontanément guéries. Les varices de la grossesse guérissent généralement très bien et souvent sans traitement parce qu'elles sont récentes. A plus forte raison ne suis-je pas autorisé à affirmer que beaucoup de variqueux soignés en temps voulu se seraient guéris en observant les principes qui m'ont guidé depuis que je m'occupe de cette spécialité médicale si intéressante et dont les résultats sont si immédiats.

J'ai dirigé en effet mes recherches sur les points suivants :

1° Empêcher le sang de stagner dans les membres inférieurs. Accélérer le retour du sang veineux ;

2° Tonifier et fortifier la peau et les muscles superficiels qui ont faibli ;

3° Comprimer tout le membre par un appareil spécial pas trop dur, mais capable de laisser prendre un point d'appui aux veines et aux muscles ;

4° Eviter la chaleur qui dilate et congestionne les veines en retardant le décours du sang ;

5° Tenir compte de la diathèse, et autres causes d'intoxication du tissu veineux ;

6° Favoriser le travail d'élimination des tissus usés et toxiques, en conseillant des médicaments oxydants, diurétiques, laxatifs. Un régime alimentaire spécial et une hygiène qui empêchent le retour du même travail qui s'opère dans l'endo-veine.

Sublata causâ, tollitur effectus, comme disaient les latins, enlevez la cause, vous arrêtez l'effet et vous n'aurez plus qu'à réparer les désordres causés par cette cause. Il est toujours temps de soigner ses varices car c'est une maladie qui, abandonnée à elle-même progresse, se propage, atteint les tissus voisins quand la dégénérescence est complète dans la veine. Comme le cancer, elle envahit les capillaires, la peau, le tissu sous-cutané, les bourses séreuses, forme des adhérences, s'incruste de matières rigides ou phlébolithes, lèse les nerfs cutanés, les nerfs profonds, les muscles, les os, les aponévroses et les articulations. A l'inverse de celui-là qui évolue en quelques mois, elle opère plus lentement et met des années à compléter son évolution destructive.

C'est grâce à cette lenteur d'action qu'on peut arrêter les ravages, tonifier les tissus, les parois veineuses et exciter leur vitalité. A leur dilatation et leur dilatabilité, on doit opposer l'action de médicaments vaso-moteurs ou plutôt vaso-constricteurs, excitateurs de la fibre lésée.

Le principe de ma *méthode* que j'ai qualifiée d'*Ambulatoire* parce que, à l'inverse de tout ce qui s'est fait jusqu'ici dans la cure des maladies variqueuses, je fais marcher mes malades et je mets en tête de mon traitement : la *marche est l'exercice du variqueux*. Un variqueux couché est un incurable car il perdra l'usage de ses veines, de ses muscles, de sa peau, de ses articulations et quelques mois suffiront à le conduire à la déchéance finale, c'est-à-dire l'impotence fonctionnelle des membres inférieurs, j'ai déjà dit ailleurs que plutôt valait mourir que de se voir annihilé et immobilisé ainsi.

J'estime que la perte de l'activité humaine me serait plus sensible que celle de l'existence même.

Je bannis donc le repos de ma méthode : « Le mouvement c'est la vie » et je trouve plus que paradoxal le philosophe Cardan qui en 1552 prétendait que le mouvement et la chaleur détruisaient la vie et que le secret de la longévité était de bouger le moins possible et d'imiter les arbres.

Je trouve la médecine officielle un peu trop cardanesque en prescrivant le repos à tout variqueux.

En général la plupart des malades ne peuvent s'y soumettre parce que, artisans ou ouvriers, ils ont besoin de travailler pour vivre et faire vivre les leurs ; riches ou désœuvrés, le besoin d'activité les hante et le repos forcé les affecte.

Et pourquoi faire reposer tout le corps quand un membre seulement est malade. L'arthritique, le goutteux, le diathésique a besoin d'exercice ou sa tare diathésique augmentera. La médecine voudrait donc guérir les varices en aggravant la cause qui les a produites. Contradiction et erreur que tout cela !

A l'aide de mon *Pansement Contentif et Chimique*, le membre variqueux, ou les deux membres, s'ils sont atteints tous deux, se trouvent en état de *repos relatif*, mais le membre est tellement bien comprimé et contenu, que la marche, la station debout, les mouvements, l'exercice, le travail et n'importe quels efforts non seulement ne sont pas gênés, mais facilités par le port de cet appareil. C'est une *aponévrose artificielle* qui agit sur les veines superficielles de la même façon que la véritable aponévrose agit sur les veines profondes. Il fait cesser la distension de la peau qui recouvre les varices, masse par une pression continue toutes les parties superficielles et profondes. Il remplace les valvules disparues, facilite la circulation collatérale à s'établir, il soutient toutes les veines, les force à recevoir une quantité de sang uniforme, égale, proportionnée à leur calibre et oblige l'excédent à passer dans les veines profondes. Par une compression rationnelle, il arrête le travail de néoformation des tissus intra et extra-veineux, il en facilite la résorption.

Par sa composition chimique il excite, tonifie la fibre lésée, il est excito-moteur, et vaso-constricteur.

Ce traitement est appliqué par mes soins en général deux fois par semaine pour commencer, puis une application hebdomadaire suffit. La durée varie de quelques semaines à trois mois suivant le degré de la phlébo-sclérose et l'ancienneté des premières lésions variqueuses.

Les avantages de ma découverte contre les varices sont les suivants :

1° Le variqueux se soigne et se guérit sans abandonner, ni interrompre ses occupations et ses plaisirs. Il convient donc aux travailleurs modestes et aux fortunés;

2° Il permet de circuler, de marcher, même de courir si l'on veut, sans exercer aucune gêne, aucune fatigue. On peut se livrer à n'importe quel exercice de quelque nature qu'il soit;

3° Mon traitement ambulatoire consiste en applications souples, moulant bien le membre, nullement gênantes et très agréables;

4° J'ajoute comme adjuvant et comme faisant partie intégrale du traitement, l'administration à l'intérieur d'un médicament vaso-constricteur, excito-moteur, laxatif, diurétique et dépuratif, qui ainsi appliqué dans le pansement contentif et chimique l'est encore à l'intérieur (1).

Résultats : soulagement immédiat et guérison rapide. — Des centaines de variqueux de tous les degrés et de toutes conditions ont suivi ma méthode et ils sont unanimes à en reconnaître la valeur et les bienfaits.

(1) Après de longues études sur l'hamamelis qui constipe, produit des hémorroïdes et qui, au lieu de les guérir, aggrave et produit de nouvelles varices, sur les capsules surrénales, l'adrénaline, le salubrol et la sphymogénine qui sont des médicamenls vaso-constricteurs artériels ou cardiaques, je me suis arrêté à la *Varicine* qui est le spécifique veineux par excellence et que j'administre avec beaucoup de succès.

CHAPITRE II

LA PHLÉBITE

Causes. — Genèse. — Symptômes. — Marche. — Conséquences.

La phlébite est l'inflammation des veines variqueuses.

Je tiens à bien affirmer que, lorsque s'installe la phlébite sur une veine, il y avait déjà ce que j'appelle le terrain préparé, la veine prédisposée à l'inflammation. La phlébite n'envahit que les vaisseaux candidats et disposés par des lésions antérieures. Presque toujours ces lésions ont passé inaperçues, mais ce sont des veines fatiguées par la grossesse comme dans la phlébite *puerpérale* ou *phlegmatia alba dolens*, ce sont des veines épuisées soit par la fièvre typhoïde, l'influenza, la tuberculose et l'anémie qui produisent des *phlébites infectieuses*, ce sont des phlébites diathésiques qui envahissent les veines des rhumatisants, des goutteux, des arthritiques, ou un choc opératoire qui amène des phlébites post-opératoires après une intervention chirurgicale sur l'intestin, l'utérus, les organes génitaux ou les jambes.

J'affirme donc que toujours la phlébite envahit une veine candidate ou prédisposée et déjà variqueuse.

La genèse de la phlébite est fort simple. La tunique interne présentant déjà une moindre résistance se trouve en contact avec un sang vicié ou contenant des germes morbides, les cellules de l'endoveine ne résistent pas, ne phagocytent plus l'élément toxique étranger et, vaincues, elles s'enflamment; d'où profération de cellules enflammées, puis suppuration, de l'endophlébite, le mal se propage à la tunique moyenne (mésophlébite), et enfin à la tunique externe et voisine (périphlébite).

Les signes morbides varient avec l'origine de l'inflammation, et une phlébite suppurative et diffuse, dont les complications septiques peuvent rapidement emporter le malade, ne ressemble en rien à ces endophlébites secondaires que provoque quelque thrombose insidieuse : la réaction presque latente ne se révèle alors par aucun signe appréciable. Ces dernières sont plutôt du domaine de la pathologie interne, et nous allons dire un mot de la phlébite traumatique.

Lorsque la phlébite se développe à l'occasion d'une plaie, celle-ci se modifie : sa surface devient violette, marbrée; ses bourgeons charnus s'affaissent et se sèchent; la couche purulente qui les recouvre disparaît, et sur les bords tuméfiés, douloureux, rouges, renversés en dehors, se font parfois des suintements sanguins répétés. La veine voisine et qui va être envahie semble dilatée, bleuâtre, puis son trajet prend une teinte rosée qui se fonce bientôt; il est rouge vif, lie de vin, rouge sombre, et l'on sent, sous le doigt, un cordon gros, dur, et comme noueux au niveau des valvules distendues par un coagulum sanguin. Le malade éprouve au moindre mouvement, à la plus légère pression, une douleur très vive sur le trajet de la veine; aussi tient-il immobile le membre affecté, qui devient lourd œdémateux par gêne de la circulation; cependant les petits vaisseaux se dilatent pour livrer passage au sang dont la circulation est empêchée par l'oblitération des veines principales ; on voit se dessiner sur les téguments le réseau des petites veines; çà et là apparaissent des phlyctènes remplies d'une sérosité limpide ou roussâtre ; la phlébite est alors diffuse; elle occupe une région et s'étend à la fois vers la racine du membre et vers son extrémité. Il est des cas où le foyer inflammatoire étant beaucoup plus restreint, la phlébite reste circonscrite.

Ces symptômes locaux, cette douleur et cette rougeur le long de la veine, dure, distendue, moniliforme, cette circulation collatérale exagérée, ces veinosités de la peau, cet œdème peuvent rester stationnaires quelque temps, puis céder peu à peu, et tout finit par rentrer dans l'ordre; par malheur la terminaison par résolution est loin d'être toujours obtenue et la suppuration survient; la peau se soulève sur le trajet de la veine et une ou plusieurs collections se forment. Ces abcès en chapelet se bombent, ulcèrent les téguments et le pus s'écoule à l'extérieur avec ou sans hémorragie concomitante. Parfois le foyer s'ouvre dans la veine et si un caillot résistant n'en oblitère pas la lumière, le pus se mêle au sang et la pyohémie se déclare. Enfin on a noté la terminaison par oblitération du vaisseau enflammé; le cordon noueux persiste en diminuant graduellement de volume; et la circulation collatérale demeure avec ses premiers caractères.

Les phénomènes locaux de la phlébite n'évoluent pas sans retentir sur l'organisme tout entier; il y a souvent des symptômes généraux graves et qui rappellent les intoxications : frisson, céphalalgie, courbature, soif intense, nausées, vomissements; la température s'élève de plusieurs degrés. Des accidents cérébraux éclatent : dans les anthrax de la lèvre, par exemple la phlébite de la face se propage jusqu'aux sinus de la dure-mère. Lorsque l'infection purulente succède à l'inflammation de la veine, on voit se dérouler la série des symptômes qui la caractérisent et sur lesquels nous ne saurions insister ici.

TRAITEMENT DE LA PHLÉBITE

Dans les cas de phlébites aiguës je recommande la compression douce, l'immobilité parfaite associée à l'élévation du membre et l'enveloppement humide pendant les premiers jours.

L'appareil doit remplir exactement les conditions de bonne contention, d'élévation et de compression.

Il se compose d'une gouttière métallique à mailles très serrées afin d'assurer une parfaite immobilité. La laine et le crin employés dans la confection des appareils à fractures, sont remplacés par une épaisse couche de lint. Au niveau de la face plantaire je fais disposer une coulisse dans laquelle peut se mouvoir une tige articulée, fixée sur une large planchette destinée à prendre un solide point d'appui sur le lit. Le médecin peut donc à volonté augmenter ou diminuer l'élévation du membre malade. Pour obtenir une compression douce et graduée, on peut utiliser le classique appareil de Scultet en remplaçant les bandelettes de toile par du « lint » (étoffe beaucoup plus douce), dont les plis ne peuvent irriter, en aucune façon, la surface cutanée. Afin de conserver une humidité constante, ce pansement est muni d'une soie imperméable qui le recouvre complètement.

On applique ainsi l'appareil :

1° Installer l'appareil Scultet dans la gouttière.

2° Imbiber les bandelettes avec le liniment prescrit (1).

3° Placer le membre avec précaution en ayant soin d'étaler les bandelettes hors de la gouttière.

4° Recouvrir le membre en imbriquant sans serrer.

5° Fermer le tout par le drap fanon et la soie imperméable.

Quand les phénomènes de réaction inflammatoire sont apaisés et j'estime qu'au bout de 10 à 12 jours la température, après s'être élevée à 38° et 38°,5 avec des rémissions matinales descend à la normale, il faut attendre une huitaine de jours. Les médecins prétendent que ce n'est que vers le 35e jour environ que toute crainte d'embolie est écartée et que le caillot adhère aux parois de la veine. Je suis autorisé par mes observations, à commencer mon traitement spécial du 15e au 20e jour du début de la phlébite et alors au traitement de la période fébrile je subs-

(1) Je prescris avec succès dans les cas aigus, des compresses de bandelettes imprégnées trois ou quatre fois par jour d'*Alcool aromatique à la Varicine*, antiseptique, anti-inflammatoire et anti-variqueux.

titue le Pansement Contentif et Chimique de ma Méthode Ambulatoire. Habituellement, au 3e pansement le malade peut se lever, et c'est surtout à cette époque, qu'on est étonné de l'action résolutive et curative de ma méthode dans les phlébites variqueuses.

Il faut de 3 à 6 mois et souvent un an pour que le membre atteint de phlébite retrouve son activité avec les méthodes de traitements usitées jusqu'ici, méthodes qui consistent dans le repos au lit pendant plusieurs mois.

J'ai déjà dit à l'article *Varices*, pourquoi je blâmais le repos, il n'existe qu'un seul cas où je le conseille, c'est ici, dans les premiers jours de la phlébite aiguë. Partout ailleurs, je le proscris comme le plus grand facteur de lésions variqueuses chez les arthritiques, goutteux, rhumatisants, intoxiqués ou infectés, car le mouvement et l'exercice éliminent les poisons, aussi il n'est rien d'étonnant à ce que l'on ait vu si souvent des jambes étiolées, perdues, restant engorgées des années entières et finissant par l'impotence fonctionnelle et c'est alors que la médecine officielle, reconnaissant les ravages produits par l'immobilisation, use et abuse des massages, des bains chauds, de l'électricité et de tous les éléments capables de ramener la vitalité perdue par l'application d'un principe faux « le repos partout et toujours » au lieu du mouvement et de la vie surtout dans les veines.

Ma Méthode Ambulatoire dans les phlébites comprend pendant une durée de 1 mois à 3 mois des applications de mon *Pansement Contentif et Chimique*, une ou deux fois par semaine suivant les cas et dont les effets sont immédiats :

1° Résolution rapide en quelques jours des exsudats inflammatoires non encore organisés; Résolution consécutive en 10 à 15 jours des exsudats en état d'organisation ;

2° Action efficace et tonique sur les fibres musculaires lisses des petits vaisseaux et des veines malades;

3° Rétablissement immédiat de la circulation collatérale et générale des membres ;

4° Disparition de l'œdème, du gonflement et des douleurs;

5° Mieux être général, augmentation de l'appétit, retour des forces ;

6° Massage doux, complet, rationnel et profond de tout le réseau veineux, et des muscles;

7° Retour rapide à la marche et aux mouvements.

J'institue un traitement interne à la Varicine (1), qui a le double avantage d'être un antiseptique interne par son dégagement d'oxygène,

---

(1) La *Varicine* est un sel très oxygéné dont la formule atomique chimique est $MgS^2O^8H^2$. Très instable, pour être appliqué en thérapeutique, il a nécessité un tour de main dans la préparation, très bien exécuté par le chimiste Kartow.

de lessiver l'organisme, et de balayer les toxines par son action diurétique et l'axative indépendamment de son action vaso-motrice.

La supériorité d'une méthode qui permet :

1° De se guérir rapidement et de recouvrer les mouvements et la marche en quelques semaines, comparativement aux traitements anciens qui laissent les malades six mois au lit et six mois avec de l'impotence des jambes;

2° De prévenir les rechutes qui n'arrivent jamais avec ma méthode et qui sont si fréquentes avec le repos forcé.

Cette supériorité, dis-je, est d'une telle évidence qu'il faudrait être aveugle ou de bien mauvaise foi pour ne pas l'accepter.

LA PHLÉBITE DES ACCOUCHÉES
(phlegmatia alba dolens).

La phlegmatia alba dolens post-puerpérale est relativement assez fréquente.

Beaucoup moins sans doute depuis que l'antisepsie de l'accouchement est devenue un dogme, mais elle existe néanmoins encore. Bien plus, on peut l'observer même dans des cas où, franchement, on n'a pu observer d'accidents infectieux.

Il n'est pas extrêmement rare, par exemple, d'observer des femmes qui accouchant normalement, sont soignées suivant la méthode antiseptique, ne présentent aucun trouble morbide et qui néanmoins, 8 à 10 jours après leur accouchement présentent une phlegmatia de la cuisse puis de la jambe; quelquefois même la maladie débute par le pied comme j'en ai vu un cas récent.

Franchement dans ces cas, y a-t-il eu infection ? Il est permis d'en douter. Et, en effet, il n'y a pas que les microbes qui soient capables de déterminer la production d'un caillot obturateur.

Il peut se produire un ralentissement de la circulation du sang avec altération traumatique par exemple des parois de la veine et aussitôt il pourra se former un caillot. Mais, et c'est là surtout un processus qui est maintenant bien connu, il peut y avoir, sous certaines influences, production dans l'organisme de substances coagulantes. C'est ce que déterminent par exemple des extraits de capsules surrénales.

Inversement les solutions de peptones, d'extraits de sangsues, de muscles d'écrevisses, de sérum d'anguille ou de foie de crustacés ont le pouvoir, si on les introduit dans l'organisme, d'y déterminer la production de substances anticoagulantes. On connaît les expériences classiques en physiologie d'injections de peptones qui rendent le sang incoagulable, même une fois qu'il est extrait de l'organisme, ou qui ne le laissent coaguler que très lentement.

Les physiologistes pensent que la substance anticoagulante est produite dans le foie sous l'influence de certaines zymases d'origine albuminoïde, cellulaire ou digestive.

Si donc on applique ces données à la clinique, on constate que le foie, pendant la grossesse, est ordinairement plus ou moins altéré, tandis que le sang devient plus riche en fibrine. Ce sont donc deux conditions qui doivent certainement favoriser la production très facile de caillots intraveineux sous l'influence déterminante de causes occasionnelles peu importantes, physiques ou chimiques.

Donc, en dehors de l'infection, il existe dans la grossesse et dans l'accouchement des conditions qui, à elles seules, sont suffisantes pour produire la phlébite. S'appuyant sur ces considérations, le docteur Keim propose le traitement opothérapique suivant :

Introduire dans l'organisme une certaine quantité de peptone mélangée à du foie de veau : le foie de veau est destiné à parer à l'insuffisance fonctionnelle hépatique de la parturiente.

Voici dès lors comment a procédé l'auteur dans deux cas qui, tous les deux, ont été couronnés de succès. La malade étant dans la position horizontale, on glisse sous le siège un bassin plat.

Après un grand lavement évacuateur, on introduit dans le rectum le mélange suivant :

Foie de veau (broyé, filtré)	100 gr.
Peptone	5 ou 10 —
Eau	250 —

Ce mélange est introduit en deux fois à demi-heure d'intervalle.

On peut le répéter deux fois par jour. Il est bon d'ailleurs d'intervenir promptement et d'administrer ces lavements dès les premiers symptômes de douleur locale, de gêne et de gonflement. Plus tard, ce traitement ne peut guère avoir d'action que pour hâter la résolution.

Telle est cette curieuse méthode, basée complètement sur la physiologie. Il est bien évident qu'elle a besoin de la confirmation clinique reposant sur de nombreuses observations. Mais comme, en somme, elle est d'un emploi facile, qu'elle ne présente, d'ailleurs, aucun danger, on peut facilement l'essayer. La seule difficulté est d'avoir toujours sous la main, juste au moment voulu, du foie de veau suffisamment frais.

En tous cas, la méthode est intéressante et méritait d'être signalée. Elle aurait surtout une action préventive et n'empêche pas l'application de ma Méthode Ambulatoire.

J'ajoute à ce traitement l'action interne, antiseptique, laxative et vaso-motrice de *la varicine.*

Comme traitement local, ma méthode des pansements contentifs, aussitôt que me le permet la chute de la fièvre (1).

---

(1) Dans le cas où un malade atteint de *phlébite aiguë* ou *chronique* ne peut se soumettre à mon Pansement Contentif à cause de l'éloignement de Paris ou pour toute autre cause, je lui conseille : 1° L'usage de la *bande Thérapia* trois heures par jour, en trois fois différentes et espacées ; 2° Lotions avant la bande, avec l'*Alcool à la Varicine;* 3° L'usage interne de la *Poudre de Varicine* dépurative et vaso-motrice. Aussitôt que le malade peut marcher, il doit garder la bande tant qu'il est debout et la quitter s'il se couche.

CHAPITRE III

L'ULCÈRE VARIQUEUX

Anatomie. — Causes. — Nature. — Symptômes Marche.

On appelle ulcère, une perte de substance à surface fongueuse et suppurante et sans tendance à la cicatrisation.

Les ulcères que j'étudie ici ont pour siège habituel les jambes. La circulation y est, en effet, plus difficile, puisque le sang doit lutter contre la pesanteur. Aussi, d'après Gerdy, les gens de haute stature sont-ils plus souvent atteints. De même ceux dont le métier exige l'immobilité dans la station verticale, laquais, cuisiniers, scieurs de long, serruriers, imprimeurs, forgerons.

Symptômes. — On n'assiste que rarement au début de l'ulcère ; parfois un traumatisme léger, une excoriation, la rupture d'une varice, un furoncle, un anthrax, une éruption d'eczéma, la fonte d'une gomme précède son apparition; parfois sur la peau, où existe déjà, comme l'a vu

Terrier, des troubles de la sensibilité, une bulle, une phyctène remplie d'un liquide limpide ou trouble se crève qui laisse à nu les papilles du derme; un prurit incommode, une démangeaison insupportable se fait sentir, le malade se gratte, enlève l'épiderme, et c'est le premier stade de la perte de substance; parfois enfin, une véritable plaie, d'abord bourgeonnante, voit se suspendre le processus réparateur ; la couche granuleuse devient chaude, douloureuse, la peau environnante est luisante, de petites escarres se forment et agrandissent la solution de continuité, tantôt régulièrement arrondie, et tantôt comme découpée par des anses et des presqu'îles.

Lorsque l'ulcère est constitué, ses lèvres, pour peu qu'elles s'enflamment, sont boursouflées, déjetées en dehors, et la profondeur ainsi que l'étendue de la perte de substance en semblent très augmentées. Le plus souvent, les bords sont taillés à pic, rarement décollés; ils surplombent un fond saignant, grisâtre, anfractueux, avec des saillies rouges et ecchymotiques et des dépressions remplies d'une matière pultacée ou diphtéroïde ; cette surface est tantôt aride et sèche, tantôt baignée d'une substance ichoreuse, sanguinolente, putride et d'une odeur nauséabonde. Les os sous-jacents sont élargis, parsemés de saillies souvent volumineuses, de véritables exostoses qui ont été prises parfois pour des lésions syphilitiques. Autour de l'ulcère, on constate un épaississement de l'épiderme, une incurvation et une déformation des ongles, une pigmentation de tout le membre et une hypertrophie des poils. Enfin Terrier a montré qu'il existait, sur le pourtour de la perte de substance, des troubles constants de la thermo-sensibilité et de la sensibilité générale qui, d'ailleurs, « ne se correspondent pas toujours, et il peut y avoir hyperesthésie à la piqûre avec anesthésie au chaud et au froid ».

La peau qui limite l'ulcère est épaissie ; sa trame conjonctive sclérosée a étouffé les glandes sudoripares et l'appareil pilo-sébacé. Aussi sa surface est glabre dans une zone assez étendue ; plus loin, au contraire, les poils sont souvent hypertrophiés; rien n'est plus variable que la coloration des téguments, modifiés presque toujours par des éruptions eczémateuses; ils sont blancs parfois, mais d'ordinaire bruns, pigmentés, parsemés de taches jaunes, fauves ou rouges; leur adhérence et leur rigidité sont telles que le membre semble enveloppé « d'une gaine de cuir ». Les muscles sous-jacents sont enflammés, dégénérés, infiltrés de granulations graisseuses; les gaines tendineuses se doublent de néo-membranes ; un exsudat fibrino-séreux les distend ; il n'est pas jusqu'aux articulations voisines qui ne soient atteintes ; la jointure tibio-tarsienne peut voir sa synoviale indurée, fongueuse ; le cartilage diarthrodial se résorbe.

Auguste Broca divise les ulcères en deux variétés : les ulcères variqueux *simples* « dus à la seule alliance des actions extérieures et des troubles nutritifs du membre », et les ulcères variqueux *hybrides* où intervient l'état général du sujet. « Les premiers siègent ordinairement en bas et en dedans; leur forme est plus ou moins elliptique, à grand axe vertical; leurs bords indurés et surélevés se continuent par une pente douce avec un fond gris et sanieux ; enfin ils sont le plus souvent uniques. Les ulcères hybrides sont multiples, à bords nets et arrondis, quelquefois accompagnés de cicatrices lisses, régulières, pigmentées, qui ne sont pas localisées à la face inféro-interne de la jambe, caractères dus à ce que la perte de substance a pour origine des éléments éruptifs, eczéma, ecthyma, syphilis tertiaire, lésions initiales qu'on distinguera généralement les unes des autres en trouvant sur le reste du corps d'autres symptômes cutanés dont l'ensemble sera caractéristique. »

Les ulcères évoluent sans douleur et, sauf dans quelques cas sur lesquels nous aurons à revenir, ils ne gênent guère les malades que par une certaine douleur du membre, par des saignements au moindre traumatisme et surtout par un suintement ichoreux et fétide. Ils persistent indéfiniment, mais avec des alternatives d'amélioration et d'aggravation ; il n'est pas rare de voir, sur les bords, le liséré cicatriciel, dont l'extension rétrécit la perte de substance, s'agrandir et gagner vers le centre lorsque la santé générale s'affermit et que la jambe est maintenue dans le repos horizontal, tandis que ce même liséré se détruit au moindre prétexte, lors d'un embarras gastrique par exemple, ou bien si le patient se livre à un exercice plus fatigant. Cependant la réparation totale peut se faire et on voit se former une cicatrice blanche, lisse, glabre, sèche, intimement unie à l'os sous-jacent et dont la pâleur contraste avec la pigmentation de la peau voisine, épaisse, brune ou noire, très souvent eczémateuse et recouverte de croûtes et d'amas épidermiques. La guérison spontanée a parfois été le fait d'un érysipèle. Entre autres observations de ce genre, nous pourrions citer celle de Nicholls, qui vit un ulcère, vieux de quinze ans, se cicatriser à la suite d'un érysipèle phlegmoneux.

TRAITEMENT DE L'ULCÈRE VARIQUEUX

Le traitement des ulcères variqueux a été l'objet d'innombrables travaux.

Voici une liste bien incomplète des topiques appliqués successivement sur les ulcérations variqueuses :

Topiques médicamenteux. — Liqueur de Labarraque (Labbé, Panas).— Eau chlorurée (Routier, 1872). — Eau chlorurée calcique (Panas, Laugier, Demarquay). — Nitrate d'argent au vingtième (Breschet). — Perchlorure de fer (Richet). — Teinture d'iode. — Acide phosphorique (Grossich). — Solution d'acide phénique et éther (Marchand). — Tannin. — Vin iodo-laudanisé (Rédarès). — Poudre de sous-carbonate de fer (Maison, Zartarian). — Bromure de potassium. — Camphre. — Tartrate de fer et de potasse ammoniacal (Bourguignon). — Sulfure de carbone (Liégeois, Guillaumet). — Cérat cinabré (Richemond). — Onguent à la craie, axonge et vaseline (Kent Spendis). — Onguent à la farine, gomme arabique, gomme adragante, œuf et craie. — Collodion. — Emplâtre poreux (Coe). — Sparadrap au minium (Goureau). — Emplâtre de Vigo. — Salicylate de bismuth

(Desplats). — Dithymol iodé (Quinquaud et Fourmorin). — Iodoforme. — Acide salicylique, borique, phénique (Gilles de la Tourette). — Glycérine créosotée (Vannier). — Sulfate de cuivre (Quénu, Blanc). — Sulfate de manganèse. — Sulfate de magnésie.

Ils ont tous donné des succès, mais ils ont tous disparu peu de temps après. Quand on cherche la raison de leur succès, on n'en trouve pas d'autre que le repos et le séjour à l'hôpital. La raison de leur insuccès c'est qu'il n'y en a pas un qui ait empêché l'ulcère de revenir sous la pression du sang exagérée par les fatigues.

Ni les vertus spéciales du médicament, toniques, nutritives, excitantes, caustiques, désinfectantes, anesthésiques, ni la puissance antiseptique la plus parfaite n'assurent la solidité d'une cicatrice d'ulcère variqueux.

Mon Traitement Ambulatoire curateur.

Il faut dans la guérison des ulcères variqueux avoir toujours présent à l'esprit les vérités suivantes, à savoir :

1° Que la cause de l'ulcère étant des lésions variqueuses, il faut d'abord s'attaquer à la cause et soigner les varices par un traitement efficace.

2° Traiter la plaie ulcéreuse par des aseptiques

doux et excitateurs de la vitalité de la cellule, et qui facilitent l'épidermisation.

3° Empêcher par une action dépurative et vitalisante interne les microbes, germes, toxines et cellules usées, d'intoxiquer le sang nourrisseur des tissus ulcérés en y séjournant et de les éliminer par la plaie, par les déchets de l'organisme, les reins, la vessie et l'intestin.

1° Par l'application contentive en agissant mécaniquement et mettant le membre dans un repos relatif, tout en laissant le mouvement à tout l'organisme, il s'attaque à la cause première de l'ulcère variqueux, la lésion variqueuse des veines.

2° Par son action chimique, mon Pansement-Appareil déterge l'ulcère, facilite la phagocytose, réveille la vitalité des cellules épidermiques, tonifie les capillaires, excite les bourgeons charnus et après la première intervention, tous les malades se trouvent dans un bien-être absolu, le gonflement diminue, le membre retrouve ses forces, le sommeil est parfait n'étant plus troublé par l'empoisonnement du sang par les toxines.

3° Par l'usage de la poudre de Varicine à l'intérieur, le malade arthritique, rhumatisant, goutteux, diabétique, ou simplement affaibli, renaît à la santé, l'appétit est extraordinaire, l'embonpoint revient, toutes les fonctions de digestion, de nutrition, et d'élimination des déchets s'accomplissent avec la plus parfaite régularité.

Plus de quatre cents malades atteints d'ulcères variqueux ont passé par mon cabinet ou mes consultations par correspondance et ont retrouvé ce qu'ils cherchaient depuis longtemps, plusieurs depuis 10, 12 et même dans un cas, 17 ans de chronicité, le retour à la santé, la guérison.

CHAPITRE IV

COMPLICATIONS VARIQUEUSES

LE COUP DE FOUET

Rupture des Varices. — Hémorrhagies externes et internes.

Quand les varices sont volumineuses, non protégées, non soignées, la peau adhérente à la veine s'amincit et sous l'influence de quelque cause irritante, choc, serrage au genou, position assise, coup, chute, traumatisme, effort plus ou moins violent la veine se déchire et il y a hémorragie quelquefois mortelle. Il s'agit ici de varices externes.

Dans les varices profondes, les ruptures aussi très fréquentes, jusqu'ici on les avait ignorées, Verneuil en étudiant et en faisant bien connaître les varices profondes a montré que souvent à l'instar des varices superficielles, elles se rompent et donnent lieu à une hémorragie plus ou moins sérieuse dans les tissus, et constitue une tumeur sanguine appelée thrombus.

Avant 1877, on désignait sous le nom de coup de fouet les phénomènes de douleur vive, dans le mollet, d'impossibilité de marcher et gonflement immédiat que l'on attribuait à la rupture d'un des tendons des muscles du mollet (jumeaux, soleaire et plantaire grêle).

A cette époque notre maître Verneuil à qui nous devons tant pour la pathogénie et l'étude des varices profondes, démontra que le coup de fouet n'était autre qu'une rupture de veine variqueuse profonde accompagnée d'hémorragie et parfois suivie de phlébite inflammatoire.

Voici trois observations bien nettes de cet accident variqueux :

1° Femme de soixante-quatorze ans; varices pendant ses grossesses, hémorrhoïdes; actuellement, signes certains de varices profondes. Pendant un effort pour se relever, coup de fouet de la jambe droite, suivi de gonflement; peu après, apparition d'une ecchymose longitudinale... Guérison par le repos et application résolutive. Nouveau coup de fouet huit mois après, gonflement de la jambe au niveau du mollet, qui est très douloureux à la palpation; douze jours après, apparition d'une ecchymose très étendue; diminution du gonflement, sensation de noyaux durs dans la masse charnue du mollet. Guérison, mais avec augmentation progressive de varices superficielles.

2° Peintre de cinquante-huit ans, variqueux. Coup de fouet, gonflement douloureux du mollet. On sent du côté du creux poplité et profondément, quelques jours après l'accident, des cordons durs et douloureux qui ne peuvent être que des veines thrombosées; deux jours plus tard, extension aux veines superficielles, qui se thrombosent (saphène externe), œdème de la jambe et du pied. Traitement par la compression méthodique. Résolution. Guérison.

3° Homme de quarante ans, variqueux. Coup de fouet, signes manifestes d'un épanchement sanguin dans le mollet. Apparition, trois jours après l'accident, d'une ecchymose, qui s'étend peu à peu. Sensation des veines thrombosées se dirigeant vers le creux poplité. Compression méthodique, ensuite guérison.

La guérison du coup de fouet réside dans une compression bien faite avec ma Méthode Ambulatoire, un peu de repos au début, et le traitement général de la sclérose variqueuse.

VARICOCÈLE

Le *Varicocèle* est la dilatation variqueuse des veines du cordon ou du scrotum. — La dilatation des veines du cordon est dite un varicocèle, tandis que la dilatation des veines du scrotum forme le cirsocèle.

On reconnaît le *cirsocèle* aux signes des varices : tumeurs sinueuses sur le trajet des veines; coloration bleuâtre des tumeurs, et réductibilité pendant l'élévation de la partie. On sent sous les doigts des vaisseaux dilatés et flexueux. Ce sont là de simples varices cutanées, qui n'exigent aucun traitement qu'un bon suspensoir.

Le varicocèle se reconnaît à une tuméfaction du cordon donnant au doigt la sensation de cordes molles; le scrotum est allongé, pendant, la peau paraît plus fine, et le scrotum est souvent mouillé de sueurs. La tumeur diminue pendant le décubitus dorsal, ou pendant qu'on élève le scrotum. Quelquefois le varicocèle remonte très haut dans le cordon, et alors on sent un paquet variqueux dans le scrotum et un dans le canal inguinal. Le varicocèle n'est pas douloureux, si, il cause quelques douleurs plusieurs heures après le coït, cela n'est pas une règle.

Il y a quelques malades atteints de varicocèle qui se tourmentent et qui deviennent hypocondriaques.

L'hérédité, la situation des veines comprimées à gauche par l'S iliaque (J.-L. Petit), la compression sur le cordon par un bandage herniaire, sont les causes ordinaires du varicocèle.

Le varicocèle se montre principalement dès l'âge de quinze à vingt-cinq ans. Le varicocèle peut entraîner l'atrophie testiculaire et par là même l'impuissance et l'infécondité. Notre traitement spécial de cette affection consiste en lotions et compresses d'alcool chargé de principes astringents et vaso-constricteurs et à soigner la cause efficiente.

HÉMORRHOÏDES

Les *hémorrhoïdes* sont des tumeurs sanguines constituées par des varices ou dilatations veineuses siégeant au niveau du rectum intérieurement ou extérieurement, sous forme de bourrelets noirâtres et bosselés. Au début il n'y a que de la congestion de ces bourrelets, puis ils peuvent se rompre, donner lieu à des hémorragies, puis faire de la suppuration et être le siège d'élancements, d'épreintes, de contractures très douloureuses de l'anus, de spasmes et enfin de tous les phénomènes d'inflammation qui constituent la *crise ou attaque d'hémorrhoïdes* Dans les cas graves il peut y avoir *étranglement* hémorrhoïdaire avec phlébite, fissures, abcès, phlegmon et gangrène. On devient hémorrhoïdaire si les fonctions dépuratives et vasculaires du foie sont troublées par de la congestion, de l'engorgement ou d'autres lésions : Etes-vous *arthritique, goutteux, constipé,* vous êtes ou vous serez hémorrhoïdaire. Les femmes qui ont des éruptions cutanées, des digestions pénibles, une constipation habituelle sont des candidates aux hémorrhoïdes. La grossesse cause des hémorrhoïdes à beaucoup de femmes. Elles sont peu graves. — La constipation et une alimentation trop carnée et trop échauffante ont la spécialité de causer des hémorrhoïdes. Le sédentarisme en entravant la nutrition a produit beaucoup d'hémorrhoïdaires. Nous pensons, sans plaisanter, que l'usage du rond de cuir inventé par les gens sédentaires était tout indiqué pour éviter d'interrompre la circulation veineuse du rectum qui était gênée par la station assise sur un corps dur et était un moyen prophylactique mais insuffisant contre les hémorrhoïdes.

On a attribué cette affection à l'usage de la bicyclette, surtout avec une selle mal faite. Quelles que soient la cause et la bénignité de cette affection, il faut bien se pénétrer de cette vérité que toujours on doit la soigner. Malgré de vieux et ridicules préjugés qui prétendent que les hémorragies hémorrhoïdaires sont un bienfait et une soupape de sûreté, on a vu souvent des accidents graves survenir et emporter brutalement le malade ; on a vu du reste des infirmités compliquer les hémorrhoïdes telles que la fissure, la suppuration, l'anémie grave, le cancer, la phlébite et amener l'hypocondrie, le dégoût de la vie et abréger ainsi l'existence par le chagrin et le spleen.

Avant de passer au traitement médical de cette affection disons quelques mots de l'*intervention chirurgicale*. Que ce soit par la *cautérisation* par le fer rouge, le couteau, l'écraseur, ou les caustiques, que ce soit l'*incision*, l'*excision*, la *dilatation* forcée de l'anus il y a souvent soulagement, la guérison peut même venir mais le remède est plus terrible que le mal. — Le traitement médical rationnel que nous préconisons suffit à toutes les indications. Il soulage immédiatement et guérit en quelques semaines, grâce à la valeur du traitement aidé après la guérison par une hygiène sérieuse et un régime sévère les malheureux hémorrhoïdaires retrouveront la santé et reprendront leur train de vie habituelle.

Notre traitement est basé sur les causes mêmes de l'affection hémorrhoïdaire. Les veines hémorrhoïdales variqueuses ont leurs parois dégénérées, altérées et se laissent dilater et enflammer. Agissons par des médicaments vaso-constricteurs ou vaso-toniques. On doit rechercher un seul médicament qui agisse sur les éléments musculaires et élastiques des veines. Ce médicament doit agir aussi sur la circulation générale, décongestionner le foie et les veines portes, et doit être un léger laxatif (1).

1° Une pommade active et astringente, sédative et calmante doit être employée en usage externe en application sur les hémorrhoïdes externes, avec le volume d'une noisette étendue sur de l'ouate hydrophile matin et soir. Les tumeurs sanguines diminuent, se décongestionnent, la douleur, les élancements, la pesanteur et l'épreinte disparaissent en quelques jours.

(1) La clinique a consacré ces principes théoriques et de nombreux malades hémorrhoïdaires ont été guéris par l'usage intus et extra de la *Varicine*.

Voici une bonne formule de topique qui rend de grands services dans le cas de suppuration, d'étranglement ou de gangrène des hémorrhoïdes.

℞	Poudre d'ergot		1 gr.
	Thymol bi-iodé		2 gr.
	Extrait de genièvre	ââ	3 gr.
	Extrait d'arnica.		
	Chlorhydrate de cocaïne		0 gr. 60
	Lanoline	ââ	30 gr.
	Vaseline		

F. s. a. — A appliquer sur un peu d'ouate sur les hémorrhoïdes externes : s'il s'agit d'hémorrhoïdes internes, il faut introduire gros comme une noisette de la même pommade dans l'anus. (1). — Quand cette introduction est pénible ou impossible à cause de la contraction pathologique du sphincter anal, j'ai inventé un petit appareil très pratique, l'*auto-panseur hémorrhoïdal* qui porte le remède jusqu'au point malade sans douleur.

Conseils hygiéniques aux Hémorrhoïdaires.

Nous accordons une place importante à l'hygiène de ces malades.

Quelle que soit leur profession, les hémorrhoï-

(1) Je donne la préférence à la pommade à la *Varicine*.

daires doivent veiller rigoureusement à observer les règles d'hygiène suivantes :

1° Le matin en se levant prendre un bain de siège froid de cinq minutes environ — ou lotion fraîche avec une éponge dans la région anale.

2° Boire à jeun une tasse de 150 grammes environ d'infusion de camomille, tilleul, grande consoude ou reine des prés.

3° Se faire quotidiennement des frictions vinaigrées ou alcoolisées *(à l'Alcool, à la Varicine de préférence)*, des lotions généralisées fraîches suivies de frictions sèches.

4° Porter des vêtements chauds et amples, mais ne jamais se serrer la taille. Porter des bretelles, proscrire la ceinture. Le corset chez la femme cause souvent des hémorrhoïdes.

5° Marcher une demi-heure deux fois par jour au moins.

6° Eviter de s'asseoir trop longtemps sur des sièges durs qui gênent la circulation.

7° Solliciter l'action des intestins chaque matin après le déjeuner en se présentant aux cabinets à la même heure. En prendre l'habitude.

8° Nous pensons que la bicyclette peut être continuée, mais avec modération et avec une selle bien faite.

9° L'équitation doit être tempérée et même proscrite pendant les accidents aigus.

10° Les hémorrhoïdaires doivent rechercher l'exercice modéré, et les distractions de toute sorte, car il n'est pas d'affection qui assombrisse davantage l'existence que cette infirmité. Quant au régime alimentaire je renvoie le lecteur au régime des variqueux très détaillé dans cette brochure.

L'ÉLÉPHANTIASIS VARIQUEUX

Parmi les dermites qui compliquent l'état variqueux, l'une des plus curieuses est l'éléphantiasis. Le variqueux voit sa jambe variqueuse augmenter, se déformer au-dessus du pied, la peau est rouge, un peu œdémateuse, les papilles sont saillantes et lui donnent une apparence de maroquin. Il y a des dentelures, des écailles épidermiques et cette maladie doit son nom à la forme spéciale que prend le membre altéré et le fait ressembler à une patte d'éléphant.

Si elle est abandonnée à elle-même, cette forme de dégénérescence variqueuse a une marche essentiellement envahissante. La sensibilité est modifiée, elle est anéantie ou exagérée suivant les cas, les muscles s'atrophient et le membre peut se perdre rapidement. Soigné, au contraire, par un traitement mécanique approprié, les résultats sont rapides et durables.

J'ai donné mes soins à deux blanchisseuses atteintes de cette redoutable et répugnante affection avec un plein succès. Une d'elle a pu reprendre son métier fatigant en portant des bandes appropriées pour éviter le retour. L'autre âgée de 76 ans et diabétique a pu marcher et faire ses courses.

DERMITES ET ECZÉMAS VARIQUEUX

Un certain nombre de malades qui se présentent à ma consultation sont atteints en dehors de leur ulcère variqueux et même quand il n'existe pas d'ulcère, de lésions graves de la peau causées par leurs varices. La moindre occasion de frottement irritant, d'un bas mal supporté ou trop serré, d'une bande souillée, d'une chaussure trop dure, de l'application des antiseptiques dangereux pour la peau des variqueux comme l'iodoforme, l'acide phénique, et le sublimé provoquent une poussée d'eczéma sur la jambe. Et combien de fois n'ai-je pas vu cet eczéma d'abord localisé à la jambe, être le point de départ d'une poussée eczémateuse généralisée.

La peau d'ailleurs a fort à souffrir chez le variqueux, des pigmentations brunes s'y développent, la nutrition est mauvaise, les glandes sudoripares fonctionnent trop ou plus du tout, les follicules pileux souffrent, et les glandes sébacées ne lubrifient plus l'épiderme; de là ces dermites plus ou moins compliquées, dont il faut faire attribuer la cause à la maladie variqueuse.

Broca a décrit trois variétés d'eczéma variqueux, l'eczéma nummulaire sec, l'eczéma à larges squames, l'eczéma aigu et suintant.

L'eczéma variqueux est sans fièvre, mais il y a un malaise, de la chaleur locale et des démangeaisons qui s'accentuent par la marche et à la chaleur. Il est de couleur rouge vif ou rouge vineux à moins de pigmentation brune excessive, la peau est gonflée, un peu œdémateuse, elle est fissurée, elle suinte un liquide clair ou mélangé de pus et de sang, habituellement l'épiderme est détrempé, mais aussi il peut y avoir des croûtes ou des squames fissurées.

Nous avons appliqué à ces lésions de la peau le même traitement qu'aux ulcères variqueux et nous avons été étonné nous-même de guérir en quelques semaines une affection que tous les auteurs déclarent rebelle à tous les traitements.

LA SCIATIQUE VARIQUEUSE

La dernière complication variqueuse dont je parlerai est la sciatique variqueuse démontrée par Quénu.

Il a trouvé que le nerf sciatique était entouré par une gaine de vaisseaux sanguins extrêmement dilatés à la sortie du bassin et qu'il pouvait être comprimé lorsque ceux-ci devenaient variqueux.

Dans son premier mémoire, les pièces anatomiques étaient indiscutables, mais quelques observations étaient un peu incomplètes. Une seule était cependant très démonstrative. Un peintre de Rueil avait une névralgie intermittente. On parvint à établir que le moment du maximum de la douleur correspondait avec celui de la distension des varices qu'il avait au membre endolori, et une compression préventive réussit à supprimer la distention et la névralgie.

Acceptée par Trélat, Verneuil et Terrier, cette théorie fut combattue par Berger, qui soulevait l'objection de la douleur musculaire, et Desprès, qui émettait l'idée d'une arthrite sèche.

Mais dans un travail postérieur publié au Congrès de chirurgie de 1892, Quénu donna la preuve expérimentale des faits qu'il avait avancés. En dehors de la coïncidence de l'époque d'apparition, des crises douloureuses et de la tuméfaction des varices, cette sciatique n'a aucun caractère particulier.

Elle sera difficile à dépister quand il n'y aura pas de varices superficielles.

Elle peut coïncider avec des varices profondes.

Nous avons appliqué notre traitement spécial à une infinité de cas de névrites sciatiques et le succès ne s'est jamais démenti quand il s'agissait de sciatiques d'origine variqueuse.

CHAPITRE V

LES BAS A VARICES

Autres moyens de compression. La Bande Thérapia.

Je consacre quelques lignes aux bas à varices pour constater que ce vieux cheval de bataille de la médecine retardataire est par terre. On l'a accusé de tous les méfaits possibles. Trop serré, il a le défaut d'anémier les tissus périphériques en refoulant le sang vers la profondeur, il conduit à l'atrophie musculaire, il peut arriver à entraver la circulation profonde, surtout pendant le repos; lâche ou trop usé, il ne remplit plus le but pour lequel on le porte et favorise la progression et l'aggravation des lésions variqueuses.

Le bas à varices ou bas élastique a le grand défaut de ne pouvoir être réglé dans la compression qu'il produit. Si le bas élastique produit une constriction locale, il amène de la douleur en ce point et de l'œdème au-dessous, quand il dépasse le genou ou quand il fait des plis, il excorie la peau et provoque le début de l'ulcère. L'élasticité du bas ne se maintient pas longtemps, on a noté de nombreux cas de ruptures de varices, d'hémorragies, de phlébites et autres complications variqueuses par l'usage d'un bas trop dur. Quand il s'agit d'ampoules variqueuses ou de petites tumeurs variqueuses, elles se moulent dans le tissu du bas qui cède, y font leur nid, et il n'y a que la région saine qui est comprimée, d'où augmentation des varices.

Le bas élastique lacé amène des désordres cutanés graves sous la ligne du lacet et doit être aussi rejeté.

Les bas à varices sont appliqués par des personnes étrangères à la médecine ; aussi j'ai vu de nombreux accidents résultant de cette application. Un des derniers cas qui m'ont le plus frappé est une jeune femme, employée de magasin, qui m'est arrivée à mon cabinet présentant une phlébite de sa saphène interne sous un cuissard, car elle n'avait jamais consulté qu'un bandagiste qui lui avait conseillé un cuissard sans comprimer le reste de la jambe. Conséquence : des varices profondes du mollet, du pied, et une phlébite de la cuisse. Je note que toutes ces lésions ont mis trois ans à venir.

Je n'insiste pas davantage sur les inconvénients du bas à varices. Je ne l'emploie plus depuis 10 ans et n'en éprouve pas le besoin. Ma Méthode Contentive et Chimique a tous les avantages d'un bas élastique bien fait, bien ajusté et renouvelé souvent et quand j'ai terminé mon traitement, pour en maintenir les bons effets, conserver le bien-être, éviter et prévenir les tendances aux rechutes, je prescris une bande de tissu élastique au caoutchouc de Para que j'ai fait établir suivant des données et des études spéciales sur le degré de contention que doit supporter le membre variqueux. Ainsi cette bande: 1° peut-être réglée dans le degré de compression qu'elle produit; 2° distribue la pression aux endroits qui en ont le plus besoin; 3° n'est jamais irritante; 4° laisse respirer la peau comme il faut, par sa perméabilité; 5° ne pousse pas à la sudation; 6° supplée aux valvules usées de veines et régularise la circulation; 7° limite la distension des téguments, leur sert d'aponévrose artificielle et les protège comme une cuirasse contre les chocs; 8° elle facilite les mouvements musculaires, délasse et défatigue; 9° ne perd jamais son élasticité par la présence des ampoules variqueuses qui la distendraient car la pression change de place chaque jour et ne sollicite pas toujours le même point; 10° elle est très facile à appliquer.

Cette bande, déposée et brevetée dans le commerce sous le nom de Bande Thérapia est très estimée du corps médical français qui l'a adoptée et en apprécie tous les jours la simplicité et l'utilité, car elle répondait à un besoin. Je terminerai ce chapitre par un vœu que j'émettrai, des centaines de mille francs sont gaspillés en pure perte tous les ans pour donner des bas élastiques de qualité quelconque aux indigents de l'Assistance Publique. Pourquoi ne pas arrêter ces gaspillages et remplacer cet engin qui est le bas élastique par la Bande Thérapia qui est simple, indispensable et convient à tous les cas. Aux amateurs d'économie, au Directeur de l'Assistance Publique, je dédie ce vœu.

RÉGIME ALIMENTAIRE DES VARIQUEUX

Le végétarisme est anti-variqueux.

J'ai déjà mis en relief dans le chapitre de l'étiologie des varices les principaux éléments qui entrent dans la genèse de cette lésion. Les veines conservent leur intégrité jusqu'à ce que les cellules des parois de ces vaisseaux restent normales. Je ne crois pas qu'il faille chercher dans ce cas le microbe, mais ailleurs dans la phlébite, dans l'ulcère variqueux, dans les eczémas variqueux un troisième élément intervient, l'infection par le microbe. D'abord l'infection des tissus des parois des vaisseaux, puis l'infection consécutive du sang par les poisons sécrétés par les microbes. Cette double infection ne vient pas sans résistance ni lutte de la part des tissus. Les cellules géantes ou phagocytes chargées d'assurer la défense des veines contre l'élément morbide réagissent tant qu'elles sont normales et saines. Mais ici les cellules des parois veineuses sont dégénérées, hypertrophiées, la phagocytose s'y fait mal, ou plutôt ne s'y fait plus. Le microbe a beau jeu, il s'installe, envahit, détruit les tissus et sécrète ses toxines qui empoisonnent le sang et tout l'organisme. Cette digression scientifique était absolument indispensable pour asseoir sur des bases indestructibles et avec des arguments souverains une doctrine alimentaire des variqueux qui vient s'imposer en dépit des idées en cours et de la mode. Le régime alimentaire des variqueux ou des candidats à cette tare doit être strictement et purement végétarien, cette règle est inéluctable et ne supporte pas d'exception ni de correctif et si je donne plus loin un régime anti-variqueux mixte, j'appellerai ce régime un mode de transition, un moyen insinuant de passer du régime carné ou nécrophagique au régime végétarien pur. Dujardin Beaumetz a étudié savamment les poisons qui se développent dans les tissus vivants ou ayant cessé de vivre, en plus de ceux de la fermentation, de la putréfaction, du marinage ou du faisandage, ces toxines que l'on a appelées ptomaïnes ou leucomaïnes.

Ces poisons sont plus ou moins virulents et intoxiquent la masse sanguine et ajoutent leur toxicité à celle des microbes de l'organisme qui, doublement affaibli, résiste de moins en moins à ses ennemis.

La médecine officielle reconnaît inconsciemment cette vérité que le régime carné composé de la chair des animaux ne doit pas être prôné dans un grand nombre de maladies telles que la goutte, le rhumatisme chronique, toutes les maladies de peau, un grand nombre d'affections de l'estomac, des reins, de la vessie et qu'il doit être remplacé par un régime spécial qui est en somme le végétarisme que je vais exposer. Et pourquoi cette exclusion de la chair vivante ou tuée ? parce que dit encore la médecine officielle : il est prouvé que beaucoup de ces maladies sont dues à l'excès d'acide urique engendré par l'usage de la viande et qui ne peut pas s'éliminer par un vice de nutrition. J'ajouterai aussi et surtout, parce que les poisons ou toxines des viandes empoisonnent le sang, puis les cellules dont le fonctionnement altéré ne peut plus recevoir, assimiler et expulser les déchets, les organes encombrés de résidus d'assimilation, n'entretiennent plus normalement la vie et la santé et se laissent envahir par les microbes qu'ils sont incapables d'absorber et d'annihiler.

J'ajoute encore ceci, si vos organismes présentent un excès d'acide urique c'est parce que vos cellules usées, intoxiquées n'ont plus l'énergie de comburer jusqu'au dernier terme qui est l'un des déchets de la vie, et voilà pourquoi vous conseillez l'usage des végétaux, les céréales, les graines, les fruits, racines, les œufs, le lait ou leurs dérivés. Je viens vous dire ceci : vous reconnaissez que ces aliments nuisent à la vitalité pendant la maladie, pourquoi ne pas les proscrire avant la maladie et conseiller à tout individu normal l'usage du végétarisme afin qu'il reste normal. Mes lecteurs me pardonneront cette digression inspirée par le désir de mettre en flagrant état de contradiction les théoriciens d'école.

Si l'usage des viandes doit être proscrit, c'est bien dans les maladies variqueuses et c'est dans celles-ci que le végétarisme trouve ses plus urgentes indications. Les poisons et les ptomaïnes, les microbes, les produits de fermentation des matières animales vous servant à l'alimentation trouvent un terrain favorable et tout préparé dans les cellules dégénérées des parois des veines atteintes d'endophlébite ou de périphlébite. Ils les pénètrent, les intoxiquent, ils imprègnent le sang qui y coule, tout l'organisme participe à cette imprégnation d'éléments morbides, la peau fonctionne mal, elle se recouvre localement, autour des varices, de dermites, de dartres, d'eczémas qualifiés de variqueux, des abcès se forment, des troubles de nutrition de la peau caractérisés par des ulcérations, des plaques de sphacèle, des escarres, manifestations multiples d'un organisme localement atteint et généralement infecté.

« Le régime végétarien, dit Dujardin Beaumetz, que nous citons toujours volontiers, réduit au minimum les toxines qui pénètrent par l'alimentation. Il demande peu à l'estomac, exige une digestion intestinale et permet de laisser reposer l'estomac. » Il exige une digestion intestinale, excite favorablement l'intestin et guérit la constipation. Dans les hyperacidités, il forme des hippurates plus facilement solubles que les urates. Concluons donc que le régime végétarien en n'entravant en rien la vitalité des tissus leur offre le maximum de force de résistance aux microbes et aux cellules de dégénérescence qui sont les véritables obstacles de guérison des varices et des complications variqueuses.

Avant la nomenclature des aliments permis et défendus qui suit, disons que le végétarisme ou végétarianisme (du latin *vegetus*, fort, vigoureux), consiste dans l'alimentation de l'homme par les aliments que nous trouvons naturellement et produisons autour de nous sans détruire aucune vie animale. Il comprend en bloc les végétaux, le lait, les œufs et leurs dérivés. Le régime idéal dans les maladies variqueuses, serait donc celui qui se composerait de cette trinité alimentaire sous toutes ses formes. Mais le préjugé que la viande seule nourrit et fortifie est encore trop profond en France et trop de gens sont intéressés à le défendre par tous les moyens possibles pour que le peuple puisse être convaincu de la valeur et de la supériorité de la vie végétarienne. C'est ainsi que certains médecins prônent l'action curative du jus de viande ou de l'extrait de viande dans la tuberculose.

Nous ne nions pas absolument l'action excitante et l'action des toxines du jus de viande dans cette affection mais nous l'expliquons ainsi: c'est un poison qui gêne, en sa qualité de toxine, le poison tuberculeux et cela momentanément. Amenez-moi des tuberculeux absolument guéris par ce régime et j'admettrai votre traitement. Des médecins anglais comme les Drs Bucham et Lambe font remarquer que la phtisie si répandue en Angleterre paraît y être dûe à l'usage excessif de la viande. La guérison de la tuberculose réside ailleurs, répandez à profusion l'air, la lumière, faites disparaître l'acoolisme, la misère physiologique, le surmenage physique, intellectuel et moral, vous aurez plus fait pour la tuberculose que les grandes réunions de savants où l'on trouve chaque jour un nouveau microbe, et où l'on fabrique chaque jour un nouveau sérum spécifique qui est appelé à remplacer celui de la veille dont l'écho n'avait été qu'éphémère.

Mais revenons aux variqueux, ces victimes de la civilisation moderne que la fatigue et le surmenage physiques et les tares ancestrales ont attaqués dans leur système veineux. Qu'ils réparent autant que possible les ravages faits dans leurs jambes par un régime approprié et favorable.

Aliments permis ou tolérés.

Viandes blanches. — Agneau, veau, poulet, dindon, lapin, cane, grive et petits oiseaux.

Œufs, lait. — Laitages, beurre et crèmes, pâtes alimentaires, nouilles, macaroni, lasagne, maïs, orge, riz, etc.

Poissons. — A chair tendre et petits poissons. Merlan, sole, limande, sardine fraîche, rouget, truite, barbue, dorade, vive, maquereau, turbot, saumoneau. Grenouilles, huîtres, escargots.

Tous végétaux. — Frais, herbacés et verts, Fruits succulents et pulpeux,mais murs. Fraises, cerises, raisins, groseilles, framboises, figues fraîches, pommes, prunes, pêches, prune et prunelle, pruneaux cuits, oranges, citrons.

Légumes. — Féculents frais ou secs, céréales. Pommes de terre, épinards, choux, navets, cardons, artichauts, salsifis, crosnes et stakis, asperges, haricots verts et secs, pois, fèves, lentilles, carottes, betteraves, raves et radis, cresson, laitue, scarolle, chicorée.

Fromages blancs et peu odorants.

Boissons permises.

Eau rougie. Eau de source. Eaux minérales légèrement minéralisées, eaux acidulées et gazeuses (l'eau de Seltz du commerce contient souvent du plomb). Etre très prudent et modéré sur l'usage du café, du thé, du cacao et maté, les remplacer par des infusions de camomille, reine des prés et tilleul.

Bière, cidre doux ou fait, cure de lait, petit-lait, képhir modérément, vins blancs de Bordeaux, d'Anjou et Bourgogne blanc, vins mousseux de Champagne, de Saumur.

Aliments défendus.

Viandes. — Bœuf, mouton, charcuterie, aliments trop gras, canards, oie, pintade, pigeons, ortolans, tout gibier, lièvre, faisan, bécasse, perdrix, chevreuil, sanglier, sauvagine, bécasse et bécassine.

Poissons. — A chair ferme, alose, brochet, perche, anguille, lamproie, raies, squales tous poissons secs, salés, fumés, marinés ou pour friture.

Crustacés et coquillages, écrevisses, langoustes, homards, crabes, coquilles, crevettes, moules.

Légumes. — Conservés ou pimentés tels que choucroute, concombres, cornichons, piments, oignons crus, ail, tomate, oseille, rhubarbe, champignons, truffes et condiments.

Fromages. — Très fermentés, avancés ou avariés.

Les pâtisseries, sucreries et confitures, sans être absolument défendues, doivent être prises en quantité très modérée.

Boissons défendues.

Vins rouges du midi, de l'Hérault, de l'Algérie, Bourgogne rouge, vins liquoreux, madère, malaga, alicante, alcools et liqueurs alcooliques.

LA DÉPURATION

DANS LES MALADIES VARIQUEUSES

Le Sérum Antivariqueux.

On sait la néfaste influence de l'arthritisme dans la genèse et l'aggravation des varices.

Le sang des arthritiques est de densité plus faible, d'une alcalinité plus diminuée, d'une vitalité globulaire moindre, et contient moins d'hémoglobine. C'est donc un sang plus acide, plus chargé de déchets organiques en excès qui contiennent de l'acide urique et de l'acide phosphorique en excès.

Voilà donc le liquide nourricier de tout un organisme qui est reconnu âcre, acide, vicié en un mot. Comment va-t-il se comporter en présence des organes qu'il est chargé d'arroser et de vitaliser.

Passons en revue les méfaits du sang de l'arthritique.

1° Il congestionne les organes. 2° Il diminue l'activité nutritive qui ne fait plus subir aux aliments introduits dans l'organisme les métamorphoses nécessaires à leur élimination par les reins, la peau et les poumons et produit la dyscrasie acide,la goutte, la gravelle,le diabète,l'obésité et la lithiase biliaire. 3° Il vicie les tissus et les organes qui se trouvent atteints d'usure prématurée, de vieillesse anticipée, d'un défaut de résistance, d'une faiblesse héréditaire du tissu musculaire lisse et du tissu conjonctif qui forme les parois de nos veines, de nos viscères et les ligaments suspenseurs ou de maintien de nos organes, d'où les *varices*, les dilatations d'estomac, les déplacements ou ptoses de la matrice, du rein, du foie, des intestins, de la rate, etc., les relâchements des muscles striés comme les hernies si fréquentes chez les arthritiques. Il rend les épithéliums des vaisseaux, des synoviales, vulnérables aux germes pathogènes et produit ainsi les arthrites et les lésions des artères et des veines, les *phlébites* si fréquentes dans certaines familles que l'on a pu créer l'appellation d'hérédité variqueuse et de varices et phlébites familiales.

Si l'on pouvait modifier profondément les éléments d'un sang aussi pernicieux, l'on aurait du même coup trouvé le moyen de modifier l'état de faiblesse, de moindre résistance du terrain arthritique.

1° Il faut donc redonner au sang sa composition naturelle;

2° Il faut restituer au globule sa vitalité primitive;

3° Il faut détruire les éléments étrangers qui empoisonnent le sang.

Pour arriver à ce but de nombreux moyens ont été proposés. Les plus actifs et les plus ingénieux consistent à instiller sous la peau ou dans les veines quelques centimètres cubes de solutions aqueuses préparées avec le plus grand soin dans lesquelles dominent les chlorures, les phosphates et les sulfates et que l'on nomme sérums organo-minéraux. Citons les deux principaux, ceux de Gaube et Truneck. Ce n'est pas encore la perfection dans la dépuration ou modification du sang, mais c'est un progrès.

Aussi j'utilise comme dépuratif une formule de sérum que j'ai créée et que j'ai qualifiée de *sérum anti-variqueux.*

℞	Chlorure de sodium	5 gr.
	Phosphate de soude	3 gr.
	Persulfate de sodium.	2 gr.
	Eau de laurier-cerise.	5 gr.
	Eau distillée bouillie.	120 gr.

F. s. a. — Injecter sous la peau deux fois par semaine deux centimètres cubes de cette solution. Cette formule est récente, c'est un adjuvant précieux de ma Méthode Ambulatoire. Je ne suis qu'au début de mon expérimentation, mais les premiers résultats sont merveilleux et j'ose espérer qu'ils ne se démentiront pas à l'avenir. Quand je posséderai d'ailleurs une série de faits aussi concluants que les premiers, je porterai mes observations devant les sociétés savantes où je soumettrai les faits à la discussion et à la consécration des Académies.

Ce sérum peut être aussi pris par la voie stomacale et n'est pas sensiblement altéré.

A mes malades éloignés à qui je ne peux injecter mon sérum anti-variqueux, je conseille une préparation dépurative, diurétique, laxative et oxydante, en même temps que vaso-constrictive (1).

---

(1) C'est à la *Poudre de Varicine* que je donne la préférence.

LES EAUX MINÉRALES

DANS LES MALADIES VARIQUEUSES

Trois stations thermales françaises se disputent l'honneur d'apporter une amélioration rapide et consécutivement la guérison aux maladies qui font l'objet de ce livre. Nous avons nommé Bagnoles-de-l'Orne, Bourbon-Lancy, et Saint-Amand. Tout ce qui se rapporte à cette grande question de la guérison des varices et de leurs complications m'intéresse, c'est là le but auquel j'ai consacré mon activité et mes recherches, et je suis allé étudier sur place l'action de ces Eaux sur les varices.

La captivante station de Bagnoles-de-l'Orne est la plus fréquentée, et j'y ai vu de nombreux cas de phlébites de toute origine ; la plupart de cause rhumatismale et arthritique se trouvent bien du traitement. Mais, dit le Dr Hannequin de Bagnoles « il faut le plus souvent revenir plusieurs années de suite à la station. Parlant de son cas personnel, il ajoute : j'avais été si fortement atteint qu'il me fallut y revenir cinq ans de suite avant de pouvoir jouir enfin de la guérison tant souhaitée. »

A Bourbon-Lancy, les eaux sont merveilleuses pour le rhumatisme et la goutte et quelques variqueux y viennent ainsi soigner leurs diathèses.

A Saint-Amand, dans le Nord, le traitement hydro-minéral est constitué par des applications de boues que l'on applique dans les cas d'arthrite rhumatismale ou de phlébite goutteuse. D'après les médecins de la station, les accidents variqueux seraient favorablement influencés par la cure thermale. Je regrette que dans ces stations on aille à l'encontre de deux principes que je crois indispensables à la cure des affections variqueuses. A savoir que :

1° La chaleur dilate les veines et aggrave les varices ;

2° Le massage et même l'effleurage n'ont aucune action favorable sur les veines et peuvent y produire des lésions sérieuses et par là même deviennent des pratiques dangereuses dans les varices ou complications. Je proscris donc les bains chauds au-dessus de 30° et le massage, et j'ose espérer que les praticiens de ces stations viendront à ma saine doctrine touchant ces deux observations.

Mon Traitement Ambulatoire donne des résultats positifs et la guérison en trois mois environ. Mes lecteurs, ceux surtout pour qui l'adage britannique « Times is money » sert de onzième commandement de Dieu, comprendront qu'une méthode qui guérit en trois mois a une supériorité marquée sur un traitement hydro-minéral qui doit être repris cinq années consécutives.

Néanmoins, je ne déconseille pas à mes clients fortunés ces charmantes et attrayantes stations estivales où l'organisme trouve des armes pour combattre l'arthritisme et ses poisons.

A côté de Bagnoles, Bourbon-Lancy et Saint-Amand, je citerai pour être complet que certains médecins envoyent leurs malades à Brides-les-Bains qui reçoit les obèses variqueux, à Plombières, qui améliore les dermatoses variqueuses, à Bourbonne-les-Bains, et aux boues thermales sulfureuses de Dax.

Ayant eu l'occasion d'observer pendant dix ans des variqueux au bord de la mer, j'ai constaté que le bain de mer à la lame ou le bain de mer tiède, mais ne dépassant pas 26°, est un excellent adjuvant dans l'amélioration des lésions variqueuses. La fatigue, grâce au bain de mer, diminue, les membres variqueux s'allègent, et la stimulation par les chlorures de l'eau et l'air atmosphérique active la nutrition et réveille la tonicité veineuse et musculaire.

De nombreux médecins ordonnent avec raison dans la convalescence des phlébites, des bains salés, chargés de 4 kilos de gros sel gris, tous les deux jours, d'une demi-heure de durée. Ils les conseillent chauds, je les prescris à 26°, c'est en somme un bain de mer fait avec la première des eaux minérales, mais artificiellement et il en a presque toutes les qualités.

LES VARICES

des vendeurs, vendeuses et auxiliaires dans les grands magasins de nouveautés.

Les grands magasins de nouveautés sont des centres d'affaires importants, ils sont aussi le vaste théâtre où des milliers d'individus des deux sexes s'usent, se fatiguent et mènent pendant des années la vie la plus néfaste et la plus nuisible à leurs veines et à leurs varices.

Les impôts des grands magasins étant proportionnels au nombre des employés de la maison, l'administration de ces établissements a jugé économique de réduire le plus possible le personnel à l'année. Pour parer à cette insuffisance numérique et assurer un service régulier et généralement bien fait, ces maisons prennent des auxiliaires. Attachés à la maison, mais payés à la journée et non à l'année, ils ne sont pas considérés comme faisant partie du magasin, tout en fournissant régulièrement un service très pénible, pour un prix variant de 3 fr. 25 à 5 francs par jour. C'est avec ces auxiliaires que l'administration remplace les employés attitrés qui, pour une cause ou pour une autre quittent la maison; c'est la réserve du personnel. Mais durant ce stage, les pauvres auxiliaires ont une vie bien peu faite pour les mettre en état de lutter contre les germes pathogènes accumulés dans l'air qu'ils respirent, ou même simplement pour conserver leur santé antérieure. Arrivés à 8 h. du matin, ils déjeunent dans l'établissement à 11 heures et demie, moyennant 0 fr. 75. Ils partent l'été à 8 heures du soir, très souvent à 9 heures pendant l'hiver, et plus tard encore, les jours de veille et d'exposition. En moyenne ils quittent la maison à 9 heures, mais sans avoir dîné. Ils ont donc passé 13 heures debout et 10 heures consécutives sans prendre aucun aliment, ni aucun repos. Au bout de quelque temps de ce régime, les plus robustes deviennent forcément variqueux et sont bien préparés à recevoir une infection quelconque dans leurs veines.

Mais il y a plus. Durant leurs 13 heures de travail, il sont installés dans des locaux dont l'aménagement hygiénique est tout spécialement défectueux. Ou tout en haut au cinquième étage, sous les combles, ou dans les sous-sols, à côté des machines, ils vivent en pleine poussière dans une atmosphère surchauffée et où l'air n'a jamais été renouvelé. Allez voir dans le sous-sol, la caisse aux factures, et vous verrez s'il est possible de vivre debout, là-dedans 13 heures par jour, sans devenir dyspeptique, puis anémique et enfin variqueux au dernier degré.

Les vendeurs un peu mieux nourris que les auxiliaires, ne sont guère plus favorisés, au point de vue du repos et de l'aération. Ils ont une heure pour manger, se reposer et digérer ; c'est bien peu, eu égard à la fatigue procurée par un incessant piétinement sur place. Quant à l'aération, elle est interdite. Les fenêtres ne sont jamais ouvertes, même la nuit, car les marchandises pourraient être défraîchies ou endommagées ; mieux vaut cent fois que ce soit le personnel ou le client ! Allez par curiosité à la sortie du personnel d'un magasin et vous verrez ces visages pâles, amaigris, portant les stigmates de la maladie. Dans la pénombre, on croirait voir marcher des cadavres. Le vieux dicton : *Homo homini lupus*, l'homme est un loup pour l'homme, est ici exactement vrai. Un certain nombre titubent, boitent ou marchent mal. La station debout, l'immobilité devant un rayon et le piétinement sur place ont congestionné leurs veines, forcé leurs valvules, produit des varices qui plus tard se compliqueront de phlébites et d'ulcères. Cette pénible profession est surtout fatale aux employées et demoiselles de ces grands magasins. Celles qui se marient et c'est le petit nombre, ont des grossesses compliquées de varices et plus tard souvent la phlébite post-puerpérale les guette, le terrain étant préparé de longue date. Le législateur qui a toujours une bonne pensée, c'est toujours cela, pour l'éternelle blessée qu'est la femme, a eu la gracieuse attention de décréter qu'elles auraient des sièges; mais l'administration des magasins ne leur en facilite pas l'usage et on pourrait les qualifier de sièges *théoriques*.

LES VARICES DANS L'ARMÉE

Nos confrères militaires ont eu souvent l'occasion de signaler l'apparition de varices externes et profondes chez des soldats (1). Ces jeunes gens étaient arrivés au corps six mois ou un an auparavant, sans présenter la moindre lésion variqueuse. Il avait suffi de quelques mois de fatigue physique et de surmenage qui caractérisent la vie à la caserne dans la première année où les jeunes recrues doivent se livrer à des exercices de gymnastique, de maniements d'armes pendant lesquels la station debout est presque continue. A cette cause irréfutable, viennent s'ajouter la constriction du ceinturon qui comprime le ventre, les organes abdominaux et les grosses veines profondes, les courroies du sac qui étreignent les épaules, gênent la circulation et la dilatation de la cage thoracique si utile dans l'appel du sang veineux au cœur, un poids exagéré à soutenir, des vêtements plus ou moins mal ajustés, voilà les causes qui déterminent chez le jeune fantassin une stase du sang vei-

(1) *Archiv. de Méd. militaire*, mai 1885.

neux dans les membres inférieurs et produisent des varices.

Chez le cavalier à ces causes s'ajoutent les inconvénients de l'équitation, la compression des vaisseaux profonds, la veine fémorale surtout et de la veine saphène interne, par le pincement des cuisses sur la selle qui amènent rapidement chez un certain nombre de jeunes gens, des dilatations énormes des veines de la face interne des jambes et de temps en temps des hémorrhoïdes.

Qui de vous n'a pas présents à la mémoire ces œdèmes et cette fatigue des veines gonflées et dilatées dont les soldats se plaignent pendant ou après les grandes manœuvres auxquelles nous avons assisté comme médecin-major de réserve ou de territoriale.

Si le médecin militaire, instruit et dévoué, comme il l'est dans notre grande et importante armée avait le droit d'intervenir au nom de l'hygiène et de l'humanité dans certains conseils de militaires, il serait à souhaiter qu'il intervienne énergiquement pour arracher à la tare variqueuse des centaines de jeunes soldats qui reviendront chez eux épuisés, dégoûtés, et atteints d'une infirmité, qui soignée à son début n'aurait pas eu les funestes conséquences qu'elle leur apporte dans la vie civile. Amélioration du vêtement du soldat mieux approprié et plus ajusté suivant les mesures de chacun, diminution du poids du sac pour les candidats aux varices, modération et dispenses de certains exercices trop fatigants, chaussures plus soignées pour les futurs variqueux. Tels sont les devoirs des médecins militaires envers les hommes confiés à leurs soins et si la dispense de ces durs exercices ou le changement de service ne suffisait pas, la réforme d'un variqueux avéré s'impose car nous ne nous devons à notre patrie, qu'autant que notre organisme peut supporter les charges de cette dette personnelle.

LES SPORTS ET LES VARICES

La Marche, la Danse, l'Escrime, la Gymnastique, le Foot-Ball, la Bicyclette, l'Automobilisme, l'Équitation, le Canotage, l'Aérostation, l'Alpinisme.

Les maladies variqueuses sont dans beaucoup de cas des lésions acquises par la fatigue, par l'excès de travail, par l'usure vitale. Elles sont les filles aînées de l'arthritisme. Notre époque que l'on pourrait en ce moment appeler le « Siècle des Sports » méritera peut-être aux yeux de nos arrière-neveux celui de « Siècle de l'usure vitale » car jamais à aucune période, l'humanité n'a été aussi fébrile, aussi agitée, car jamais les classes élevées ou dirigeantes, les intelligents, je ne dis pas les intellectuels, les penseurs, les écrivains, les artistes, les hommes d'Etat n'ont autant surmené leur cerveau et leur estomac, jamais, je l'affirme, les classes ouvrières n'ont fourni une somme de travail matériel, jamais les bras des travailleurs n'ont autant sué et peiné que depuis l'ère des expositions universelles, où la suractivité physique et cérébrale est à son extrême degré de tension.

La lutte vitale, le struggle for life, ont d'abord amené la fatigue; l'entraînement et l'abus des sports apportent chez un certain nombre déjà hypothéqués la dernière usure, complètent la déchéance et les névroses; les arthritiques deviennent les artério-scléreux et surtout des phlébo-scléreux, c'est-à-dire des variqueux.

Loin de moi, fervent de tous les sports, cavalier, chasseur, cycliste, chauffeur, dès le lever du soleil de l'automobilisme vers 1895, un des premiers adhérents au Touring-Club, admirable association de volontés et d'intelligences qui a fait tant ces dernières années pour régénérer la race française par les exercices physiques et les sports, et si j'énumère sans pudeur et sans modestie tous ces titres, c'est pour ne pas être taxé de partialité dans ce que je vais dire plus loin ; loin de moi, dis-je, la pensée de médire des sports et de leurs bienfaits, mais il est nécessaire qu'une voix autorisée par la vue des misères physiques d'une société qui s'use non seulement par le travail mais par le plaisir, s'élève et dise tout haut ce que beaucoup pensent tout bas.

Par les sports, nous combattons l'énervement qui déprime par l'exercice qui fortifie.Les sports sont le dessert du travail intellectuel, ils sont la distraction du travailleur manuel. Pour l'intellectuel et le cérébral, ils sont aussi indispensables que l'hydro-carbure au moteur ; pour le travailleur et l'ouvrier des villes, ils sont le *pabulum vitœ*, l'indispensable fournisseur d'oxygène dans les loisirs du repos.

Les sports doivent donc remplir le but pour

lequel, nous médecins, nous les conseillons et ne pas le dépasser. Or l'abus des sports, et l'abus arrive facilement, la névrose de la vitesse, l'anesthésie de l'emballement, l'inconscience du surmenage amènent des maladies sérieuses, entre autres la facilité des infections aiguës qui envahissent un organisme qui n'a plus d'éléments de résistance, et surtout l'aptitude aux lésions des vaisseaux, des veines surtout. Autant les sports pratiqués avec sagesse fortifient les veines et facilitent le retour au cœur du sang veineux, autant l'abus, l'excès, le surmenage forcent et dilatent les mêmes vaisseaux qui retiennent dans leurs tuniques des cellules usées et des acides de dénutrition qui les empoisonnent et les rendent variqueux.

Si l'abus des sports éveille la tendance des arthritiques aux varices, quelques sports sagement conseillés peuvent être utiles aux variqueux. Commençons par la *marche* qui facilite le retour du sang des veines au cœur. A la face plantaire du pied il existe une couche vasculaire de lacis veineux qui se remplit quand le pied se soulève, se vide quand le pied s'appuie sur le sol et chasse le sang dans le sens de la propulsion du courant veineux, c'est-à-dire vers le cœur. Les varices des employés de magasins dont dûes à l'immobilisation sur place qui ne refoule plus le sang veineux. Donc la marche est bien un sport de variqueux ou de candidats à cette tare.

La *bicyclette* est aussi un sport de variqueux. Elle a guéri des varices comme le prétendent certains confrères éminents, mais elle en a moins guéri que son abus n'en a causées. Ces mêmes médecins ne me contrediront pas. La bicyclette par son appui plantaire régulier sur une pédale suffisamment large, convient bien aux variqueux, aux variqueux obèses qui s'y fatiguent moins que dans la marche, les variqueux hémorrhoïdaires aussi peuvent en user modérément et y adopter une position bien assise avec une selle confortable. L'évolution complète du coup de pédale bien donné comprend avec chaque membre l'appui et le relèvement du levier, de plus il y a une contraction presque discontinue de la plupart des muscles de la jambe, le variqueux fera donc un usage régulier mais modéré sur bon terrain, sans côtes dures, à une faible vitesse ; aux montées pénibles, il doit marcher et éviter les gros efforts, il fera bien de porter une bande bien contentive (1) et jamais de bas à varices.

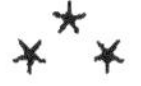

L'équitation amène bien souvent des varices, je l'ai observé fréquemment dans les écoles de cavalerie, surtout chez les arthritiques prédispo-

(1) Nos préférences sont pour la *Bande Therapia* dont de nombreux cyclistes variqueux se servent avec profit.

sés; il est certain que l'adhérence à la selle, le pincement par les cuisses, peut être une cause d'irritation continue de la saphène interne qui peut s'hypertrophier et devenir scléreuse, mais il est bon d'ajouter que l'effort des muscles n'est pas continu, car en dehors des mouvements de lutte le cavalier tient plus par l'assiette que par la pince des genoux.

Les muscles de la jambe en enveloppant le cheval pour produire la progression, les déplacements et la solidité comme dans le saut sont astreints à des contractions salutaires. Le trot à l'anglaise est plus favorable aux variqueux à cause du degré d'appui plantaire qui fait pompe foulante dans la propulsion du sang veineux vers le cœur. — Le cavalier hémorrhoïdaire devra éviter l'allure au pas, prolongée dans l'équitation. *L'amazone* par sa position n'appuie que faiblement sur la selle par sa jambe gauche mais en embrassant la fourche avec le jarret droit qui s'y fixe plus ou moins fortement, il y a stase du sang dans le mollet droit. Il y a peu de variqueuses parmi les amazones.

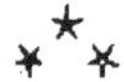

L'escrime est un des sports qui donne le plus de variqueux, la station debout prolongée, avec contraction soutenue des muscles, la jambe droite avec ses appels de pied, ses contractions longues, et ses courtes décontractures.

La *gymnastique* et le *foot-ball* par leurs accidents, fractures, foulures, entorses, contusions, plaies sur le membre inférieur sont de grands pourvoyeurs de varices et nous mettons les prédisposés en garde contre leurs dangers. Je cite avec intérêt l'observation d'un médecin anglais, sur un sujet devenu variqueux à la suite d'efforts violents. William-H. Bennett (1) a démontré que l'effort pouvait être suivi de la déchirure ou de l'effondrement de la paire de valvules qui se trouve située à l'embouchure de la saphène interne. Je reproduis ci-dessous la partie de son travail qui a trait à cette question.

Le mécanisme de la dilatation progressive rétrograde des veines à mesure que de nouvelles valvules sont forcées y est nettement indiqué.

« Un jeune homme de 18 ans, de forte constitution et en parfaite santé, faisant des manœuvres gymnastiques pénibles (Some heavy gymnastic work) sentit quelque chose qui cédait dans la partie supérieure de sa cuisse.

« Sans autre inconvénient digne d'être mentionné, trois semaines après, comme il constatait un peu de faiblesse dans cette partie, il vint me consulter.

« A l'examen, depuis l'aine jusqu'à un point placé au-dessus du genou, la saphène avait au

(1) *The Lancet*, 1898, 2e semaine, page 973.

moins deux fois la dimension de la veine placée au-dessous qui paraissait normale. Sa dilatation supérieure cessait subitement au point désigné. Les veines du membre opposé étaient normales. Il n'y avait pas de doute que les veines saphènes proximales étaient devenues insuffisantes en raison de l'effort et que le vaisseau avait été dilaté consécutivement jusqu'aux valvules inférieures. Des circonstances inévitables rendirent nécessaire la continuation des exercices violents et un deuxième effort fut senti dans la deuxième quinzaine qui suivit cette visite. Par suite, un mois plus tard la saphène entière était dilatée de l'aine au cou-de-pied, elle devint plus tard tortueuse et prit tous les caractères des varices ordinaires. »

L'auteur ajoute : « J'ai vu d'autres cas du même genre. Dans l'un deux, j'enlevai une longueur considérable de la saphène qui était aussi large que mon index ; il y avait trois paires de valvules dans cette portion. Elles étaient insuffisantes et une des valvules avait été presque arrachée de la paroi veineuse de façon qu'elle flottait à peu près librement dans le courant sanguin. »

La Danse avec modération n'est pas défavorable aux jambes, mais la fatigue vient vite. Nous avons donné nos soins à deux danseuses professionnelles du corps de ballet à qui nous avons conseillé le changement de profession et des soins spéciaux si elles ne pouvaient suivre notre conseil.

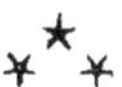

Le canotage est un sport que les variqueux ne peuvent cultiver, la flexion continue des cuisses sur les jambes et la contraction continue des muscles de cette région influence péniblement le retour du sang au cœur.

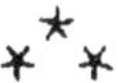

L'aérostation peut être pratiquée par les variqueux à condition qu'assis dans leur nacelle, ils étendent les jambes et ne les tiennent pas continuellement fléchies, la cuisse sur le mollet.

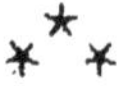

L'alpinisme, par ses efforts violents, ses dures montées est peu fait pour les variqueux dont le cœur droit à toujours besoin de ménagements; de plus, je ne crois pas que le *mal de montagne* et les sphères élevées de l'atmosphère soient favorables aux variqueux déclarés.

Je termine cette nomenclature des sports par l'*automobilisme*, ce roi des sports, puisque la bicyclette en est la reine et que l'on doit être bien étonné de voir apparaître dans un traité de varices. C'est le sport par excellence des arthritiques, des névrosés, des asphyxiés des villes par manque d'oxygène, des chlorotiques, des cérébraux épuisés et j'ajouterai des tuberculeux ou futurs candidats à la phtisie. La bicyclette est le sport dépuratif des arthritiques goutteux qui peuvent éliminer leurs déchets acides par un exercice salutaire. L'automobilisme est le sport toni-excitateur des épuisés, des anémiques par altération de l'hémoglobine. Par la colonne d'air pur et oxygéné qu'il lance dans les poumons, il produit un massage de la cellule pulmonaire qu'il imprègne de principes vivifiants et oxydants. Il charge le sang de principes purs « à sang pur, veines saines », et excite ainsi la circulation veineuse. Que les chauffeurs variqueux n'oublient pas que leurs veines se fatiguent beaucoup et s'aggravent dans la position assise, les mollets repliés sous les cuisses; ils doivent étendre leurs jambes le plus souvent qu'ils le pourront, éviter les pantalons serrés, ceintures trop étroites, chaussures trop serrées et formant jarretière, tout dans leurs vêtements doit être ample et large, tout en garantissant leurs jambes contre le froid et l'humidité.

Un dernier conseil à mes chauffeurs contemporains et qu'ils prendront pour une boutade, c'est de ne pas faire du 80 à l'heure, car au moindre accident, ils risqueraient de se pulvériser dans un traumatisme plutôt désagréable, et je regretterai pour eux qu'ils n'aient pas conservé leurs jambes, même avec des varices.

Est modus in rebus, il faut savoir se modérer en tout; telle doit être la devise, en matière de sport, du variqueux ou du futur candidat à cette tare.

HYGIÈNE GÉNÉRALE DES VARIQUEUX

Le variqueux sait maintenant comment il doit se soigner et guérir. Mais l'arthritique ou futur variqueux doit apprendre les moyens de prévenir pour lui et les siens la dilatation, la déformation et l'altération des veines. Combien de parents sont responsables de la santé de leur fils qu'ils ont forcé à travailler trop tôt sans jamais l'observer ni lui faire consulter l'homme de l'art ? Combien de mères qui n'ont jamais jeté les yeux sur les jambes de leur fille de vingt ans et qui se sont aperçues le jour de ses fiançailles qu'elle était variqueuse, tare bien grave chez une future mère, qui devrait être une génitrix sans imperfection et avec le maximum de santé ? Que va devenir cette jeune femme pendant sa grossesse, ses varices vont s'aggraver et préparer le terrain pour la phlébite des accouchées quelle que soit l'antisepsie de l'accouchement ! Que va devenir après son premier enfant cette mère de vingt ans, déjà tarée dans les sources de la vie, ce sera « l'éternelle blessée » et le mari, l'époux lésé, et souffrant dans son affection la plus proche, se détachera, s'éloignera et avec lui le bonheur, et la quiétude s'évanouiront. Que de mauvais intérieurs, que de conséquences funestes des parents ayant charge de leurs enfants, surtout de leur santé physique autant que de leur éducation morale, ont causés par leur négligence et leur indifférence. Prenez garde à l'arbrisseau qui pousse et qui plus tard deviendra l'arbre, dirigez ses branches, soignez son tronc, surveillez qu'il ne reçoive ni choc, ni contusion qui altère son écorce, examinez si ses racines poussent convenablement sous terre, arrosez-le et laissez la lumière le fertiliser et le vivifier. Pères et mères, ayez la même attention pour les jambes de vos fils et de vos filles. Si vous êtes rhumatisants, goutteux, diabétiques, vous êtes prévenus que les vôtres sont menacés de varices. A la première douleur, aux premières fatigues répétées dans la jambe, à la plus légère dilatation anormale, au premier gonflement, consultez l'homme compétent qui verra s'il y a danger ou non pour plus tard. Prévenez le mal, tout est là.

Variqueux ou candidats à cette tare, n'oubliez pas que la peau des membres inférieurs doit être l'objet de tous vos soins.

Pas de *bains chauds* qui congestionnent vos varices et ramollissent l'épiderme. Des bains froids courts à 25° ou des lotions d'eau tiède ou fraîche: l'hydrothérapie a des effets merveilleux dans les varices, des lotions avec une grosse éponge imbibée d'eau froide en été et dégourdie en hiver. Surtout pas de bains de pieds sinapisés; ils sont pernicieux pour vous. N'oubliez pas que la *chaleur* est préjudiciable aux varices.

Les boulangers, les pâtissiers, les briquetiers, les cuisinières sont les plus atteints par les maladies variqueuses parce que le chaud congestionne leurs veines, épuise la vitalité de la fibre lésée, affaiblit la fibre musculaire. Le chaud est néfaste aux variqueux; aux approches de l'été et aux premières chaleurs, ces malades souffrent beaucoup plus de leur infirmité et réclament aisément en grand nombre mes soins à cette époque de l'année.

Pour fortifier et tanner la peau, faites des lotions ou des frictions douces (jamais de gant de crin aux jambes) avec des liquides stimulants comme l'eau de Cologne, les vinaigres aromatiques, l'alcool camphré; le liniment de Rosen et les frictions de Kobert, ces deux derniers produits ont l'inconvénient de contenir des *corps gras* que je proscris avec toute l'énergie possible, sur les jambes. Les axonge, vaseline, lanoline, les huiles et autres *corps gras* ont l'inconvénient d'obturer les orifices des glandes sébacées et sudoripares et de nuire à la nutrition de la peau, tandis que les liquides alcoolisés détergent, dissolvent la matière sébacée ou sudorale toujours trop abondante chez les personnes atteintes de varices.

L'arthritique variqueux doit se lotionner avec l'alcool au lieu de le boire : ici encore l'alcool est plus salutaire, dehors que dedans. Dans l'organisme, l'alcool se fixe et intoxique la fibre lisse et musculaire, il la paralyse, et en détruit la vitalité. En dehors sur la peau, il tonifie le tégument, excite la contractilité des vaisseaux, et excite la vitalité musculaire « vérité au delà, erreur en deçà ».

J'ai conseillé souvent la formule suivante pour lotions, matin avant le lever et le soir en se couchant (1).

♃	Alcoolat de Romarin.	100 gr.
	Alcoolat de Genièvre.	200 gr.
	Chlorure de Baryum.	5 gr.

M. S. A.

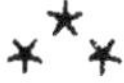

Autant je blâme *le massage* ou *l'effleurage* dans les maladies variqueuses, autant je le conseille quand il s'agit de prévenir la dégénérescence des veines. Ceci se comprend aisément. Vous êtes obligé de recourir au massage, ou autres manœuvres violentes, car vous avez laissé

(1) Je donne toute ma préférence actuellement à l'*Alcool à la Varicine* dont tous mes malades se trouvent bien.

s'établir des désordres graves dans tous vos tissus, veines, muscles, articulations et nerfs par un repos inept qui a rouillé vos jointures, étiolé vos muscles, engorgé vos veines et congestionné vos nerfs. Il faut réparer le mal. J'estime qu'un variqueux qui est resté au lit 3 ou 4 mois pour une phlébite ou un ulcère variqueux est un organisme qui gardera toute sa vie les stigmates et la tare indélébile causés non pas par sa maladie mais par la méthode de traitement, si l'on peut qualifier ainsi le repos et l'expectative.

L'*électricité* employée quelquefois comme adjuvant dans les complications variqueuses peut être salutaire dans les moments de fatigue au début des varices, elle excite la nutrition et la motilité du membre. *Les bains électriques* froids ou tièdes sont à conseiller dans certains cas et rendent de grands services dans la période prévariqueuse.

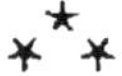

Je voudrais avant de terminer ces conseils hygiéniques faire ressortir le rôle de *la constipation* dans la formation des varices; l'intestin rempli de cybales durcies forme un corps dur qui comprime les veines iliaques et intestinales et forme une barrière entre les veines des jambes et le cœur, le sang ne revient pas facilement au cœur, il lutte contre l'obstacle et dilate les veines qui deviennent bientôt variqueuses, si la constipation est chronique. Il faut donc énergiquement proscrire dans son alimentation les aliments échauffants et les médicaments constipants (1). Relisez à ce propos mes idées sur le régime alimentaire végétarien. Pour compléter les mesures et les précautions hygiéniques et prophylactiques qu'ont à prendre certains variqueux, je prescris une fois par mois, surtout dans la classe aisée, principalement au lendemain d'un repas plus copieux qu'à l'ordinaire, l'usage d'un purgatif léger. Je produis ainsi une certaine déplétion vasculaire, je décongestionne le foie, je débarrasse l'intestin de ses toxines alimentaires, c'est une saignée urique qui profite aux vaisseaux altérés.

Si vous avez déjà souffert de vos veines, surveillez-les, surtout quand, à la suite de fatigue ou d'autre cause, elles deviennent douloureuses et font ce qu'on appelle une crise *d'éréthisme veineux*, premier degré de la congestion veineuse. Avec quelques soins particuliers, l'orage veineux passera. Mais modérez vos exercices et proportionnez-les à vos forces. Méfiez-vous des sports et de toute autre cause de surmenage dans ces périodes de surexcitation veineuse. Défiez-vous aussi pendant ces crises-là et même en

(1) C'est dans ces vues que je suis un si fervent partisan de la *Poudre à la Varicine*, laxatif et anti-variqueux tout à la fois.

temps ordinaire des sièges durs, dépourvus d'élasticité. Un variqueux et un hémorrhoïdaire ne doivent pas s'asseoir comme tout le monde. J'ai connu un malade qui a contracté une phlébite pour être resté assis dans un théâtre pendant toute la durée d'une représentation sur un siège très dur et mauvais.

J'ai donné mes soins à un autre variqueux mort d'une hémorrhagie par rupture d'une énorme varice, assis au théâtre et ayant ses jambes repliées sous son fauteuil.

Dans la position assise sur un siège dont le rebord est trop dur ou trop élevé, les jambes croisées ou trop fléchies, vous comprimez non seulement vos veines, vous comprimez aussi vos artères, vous nuisez à l'arrivée du sang artériel et au départ du sang veineux, l'engourdissement que vous ne tardez pas à ressentir est le signe révélateur de la gêne circulatoire que vous avez causée.

Le meilleur siège est celui dont le rebord est fuyant, assez doux pour n'exercer aucune compression sur la partie postérieure des cuisses, la meilleure position lorsque vous êtes assis est la position des jambes légèrement étendues.

D'ailleurs, chaque fois que vous le pouvez, étendez vos jambes au lieu de les fléchir, éviter en voiture, en wagon, de laisser vos jambes pendantes, changez souvent leur position car la position assise dans un endroit étroit est une fatigue pour le système veineux.

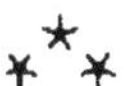

Un dernier conseil aux *femmes arthritiques*, les poussées congestives menstruelles de chaque mois dans le petit bassin s'étendent souvent jusqu'aux veines des jambes, se traduisent par une sensation de tension douloureuse très prononcée pendant la marche et parfois par une douleur véritable dans les varices.

Il est nécessaire, non seulement d'éviter la fatigue, mais même de garder le repos absolu pendant quelques jours pour éviter les phlébites ou les rechutes de phlébites, qui se produisent parfois à ce moment. Les femmes à l'âge critique ou retour d'âge doivent prendre les mêmes précautions, car j'ai vu souvent la phlébite provoquée par ces poussées congestives éclater à ce tournant de la vie de la femme où la guettent des affections organiques, le cancer et les inflammations aiguës des varices.

Un conseil hygiénique encore en terminant. Il arrive fréquemment que l'on n'ait au début qu'une jambe prise sur deux et c'est souvent la jambe gauche qui est malade, on ne s'occupe que de la malade et l'on est étonné que l'autre jambe qui avait tout le poids du corps à supporter car c'est toujours la bonne qui peine pour soulager l'autre, commence à devenir lourde, engourdie, et finalement devient variqueuse à son tour. Presque toujours si vous ne soignez pas les deux jambes à la fois, et si vous ne protégez pas le membre sain par une bande compressive (1), vous verrez la sclérose envahir vos veines des deux côtés.

---

(1) La *Bande Thérapia* donne la compression la plus idéale qu'on puisse réaliser et je la préfère aux crèpes, bandes, caoutchouc avec lesquels on ne peut graduer la contention.

LA MODE ET LES VARICES

L'hygiène du vêtement des variqueux.

La Jarretière.

Quand on a bien présentes à l'esprit les causes qui favorisent dans bien des cas l'envahissement des veines par la phlébo-sclérose, comme l'arthritisme, l'herpétisme et le rhumatisme, ensuite les causes de compression mécanique, il est aisé d'en déduire le corollaire au point de vue du vêtement. D'abord, homme ou femme, adoptez un costume chaud et léger, pour empêcher la déperdition du calorique et éviter les refroidissements, mais qu'il soit en même temps ample, large et sans constriction dans les entournures. Plusieurs vêtements légers les uns sur les autres remplissent mieux leur rôle en faisant l'effet de matelas d'air isolant. Pour les hommes pas de ceintures, pas de serrage du pantalon, les bretelles sont nécessaires chez les candidats aux varices. La flanelle est indiquée chez les rhumatisants.

Le costume a été de tout temps la grande préoccupation de la femme. Rarement simple, souvent ridicule, la mode est presque toujours essentiellement anti-hygiénique. Le couturier est Dieu et la femme est son prophète, surtout son esclave.

Avouez cependant, mesdames, que si ce maître impérieux en agit ainsi vis-à-vis de vous, c'est que vous le voulez bien et qu'il connaît par cœur votre état d'âme. Il sait que vous voulez être admirées, que vous aimez à vous distinguer des autres femmes, ne serait-ce que pendant un jour ou une heure ! Il a compris votre goût inné du changement et du nouveau : le malheureux en abuse et vous lance dans les excentricités les plus invraisemblables. Le bon goût, il s'en moque ; la décence lui importe peu ; la simplicité lui est odieuse, et l'hygiène semble être sa plus mortelle ennemie. En ce moment, par exemple, nul ne peut savoir où il réussit à loger tous les organes des pauvres femmes. Où est l'estomac ? au-dessus ou au-dessous de la fine taille ? Est-il simplement réduit à un point géométrique incapable de contenir une tasse de thé ? Où sont les intestins et les autres organes ? Tout est serré, comprimé, refoulé contre la colonne vertébrale ou ailleurs, seule la jupe de la robe par une juste compensation, traîne longue, démesurément longue, remplissant à la perfection sa destination : ramasser la boue, les poussières, le crottin et malheureusement aussi les nombreux crachats des trottoirs, et les rapporter dans les appartements.

C'est pourtant à la compression exercée par le *corset* que l'intestin et les organes abdominaux *trop serrés* viennent comprimer les grosses veines du bassin et mettre un obstacle au retour du sang dans la veine cave, cet obstacle quotidiennement répété dilate les veines des jambes, force les valvules et cause la dégénérescence variqueuse.

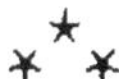

Une des graves questions traitée dans les ouvrages de modes pour dames était celle-ci. Où doit-on attacher la *jarretière ?* Au-dessus ou au-dessous du genou ? Nous répondrons ingénument et sans biais : Ne l'attachez nulle part ! Quelles que soient en effet, les dimensions des bas qui, suivant les caprices de la mode s'arrêtent au-dessus du mollet ou au-dessus du genou, la jarretière doit disparaître et être proscrite par tous comme un objet néfaste et nuisible. Que de jambes bien faites ont été déformées par ces liens toujours trop serrés, que de mollets sains sont dégénérés et ont été scalpés, *déformés* et cicatrisés par la jarretière. Que de varicosités superficielles, que de varices externes ou profondes la jarretière n'a-t-elle pas produites et cela au bout d'un petit nombre d'années. La constriction amenée par l'usage de la jarretière, arrête la circulation du sang dans les veines et favorise ainsi la stagnation du sang dans les vaisseaux, dilate les veines et amène les dilatations variqueuses. Il faut donc proscrire d'une façon absolue et cela dès le plus jeune âge chez les garçons comme chez les filles, le port de la jarretière et la remplacer par des jarretelles, c'est-à-dire des liens élastiques suspenseurs des bas sur la ceinture ou au corset. Ce mode de fixation n'a aucun inconvénient et supprime tous les dangers du premier. A ceux qui nient le progrès, point n'est besoin de discuter les deux modes, montrez-leur des jambes garnies de jarretelles et des jambes serrées par des jarretières; leur bon sens et leurs yeux enlèveront tout doute et feront plus que les plus savantes descriptions pathologiques.

La *chaussure* chez le variqueux sera haute mais sera uniformément lacée et serrée, sans la serrer plus en haut qu'en bas. Elle sera souple et toute partie dure et frottante sera améliorée, une simple écorchure au pied amenant rapidement des ulcérations variqueuses.

Proscrivez les *talons hauts* qui favorisent les entorses, les foulures, les faux-pas, toutes causes prédisposant aux varices.

Est-ce que la Vénus de Milo et les femmes grecques portaient un corset, des jarretières et des hauts talons. Aussi, sans passer pour un pessimiste, un grincheux *laudator temporis acti*, j'ose affirmer que les femmes antiques et même vos aïeules, mesdames, avaient de plus belles jambes que vous, moins de varices, plus de muscles, plus de formes. Cette déchéance de vos jambes, vous la devez à vos célèbres couturiers et pour celui de ces triomphateurs qui osera vous imposer des robes, des corsets, et des vêtements selon l'hygiène, pour celui-là, mesdames, en votre nom, je demanderai, outre la décoration, une statue et les honneurs du Panthéon.

LES VARIQUEUX DANS LA SOCIÉTÉ

La médecine officielle. — L'Assistance publique. — Ouvriers variqueux. — Retraites ouvrières aux vieux variqueux infirmes. — Appel aux Pouvoirs publics.

Les varices peuvent arriver au dernier degré de l'envahissement scléreux et constituent une infirmité, une usure vitale qui met les malheureux qui en sont atteints et qui n'ont jamais connu les bienfaits d'un traitement curatif dans un état d'inutilité et de charge que la société traîne après elle comme un poids mort et un boulet. Seule la mort vient délivrer l'un de sa longue agonie, et l'autre de sa charge.

Je n'ai pas la prétention de pouvoir donner mes soins à tous les travailleurs variqueux de Paris, mais j'affirme qu'il y a pour l'Assistance Publique et les médecins des hôpitaux de Paris, un moyen simple et sûr d'alléger leurs charges en rassemblant tous ces malades atteints d'ulcères variqueux non soignés et négligés, qui sont par milliers, qui encombrent chroniquement les lits des hôpitaux, inutilement puisqu'ils ne guérissent jamais et pour cause, et même causent un grand préjudice à d'autres malades auxquels le repos serait indispensable et dont ils volent les lits, ce moyen, c'est d'appliquer les principes de ma Méthode Ambulatoire dans un ou deux dispensaires créés pour variqueux.

Vous n'ignorez pas l'encombrement des hôpitaux où la majorité des malades sont tuberculeux ou variqueux. C'est une honte, à notre siècle de progrès, de lumière et d'humanité de ne pas décongestionner nos *hospices* parisiens de ces deux poids inutiles, *le tuberculeux* dont la place est à la campagne, à l'air pur où il guérirait sûrement: le remède est là; et le *variqueux* qu'un pansement ambulatoire peut faire circuler, travailler même, je le prouve chaque jour.

Si ces salutaires paroles pouvaient pénétrer et toucher un de nos Ediles du Conseil municipal, de la Chambre ou du Sénat à qui j'offre ce livre comme hommage d'auteur, j'aurais sauvé des milliers de vies de travailleurs, j'aurai revivifié l'existence de légions d'ouvriers variqueux qui ont perdu l'espoir et la joie de vivre, j'aurais produit tout cela et le conseiller municipal ou le député, aurait trouvé l'occasion de faire une bonne action qui aurait permis d'attendre l'ère toujours et davantage lointaine des retraites ouvrières que l'on pourrait dès aujourd'hui attribuer aux variqueux d'un certain âge.

CONCLUSIONS

CONSEILS AUX VARIQUEUX

Certaines maladies tuent ou rendent infirmes pour toujours dès leur première atteinte. Telles ne sont pas les manifestations variqueuses qui s'installent peu à peu avec des prodromes qui attirent l'attention.

Eh bien donc, chers lecteurs et lectrices, observez vos jambes ; si vous avez de la faiblesse, de la pesanteur, si vous souffrez de fatigue des membres inférieurs qui vous force en route à vous arrêter, n'en doutez pas, vous avez la vocation variqueuse, et surtout si vous êtes arthritiques, nerveux, chorotiques ou rhumatisants, c'est le cri d'alarme de vos veines en souffrance. C'est une banalité que de répéter qu'il vaut mieux prévenir que guérir.

Principiis obsta, sero medicina paratur,
Quum mala per longas invaluere moras.

Quand un médecin soigne une maladie de cœur, s'il attendait pour commencer le traitement qu'il y ait de l'ascite, un foie muscade et un œdème remontant jusqu'au ventre, que penseriez-vous d'un tel médecin ?

Les varices sont une indication de traitement par elles-mêmes et si quelque varice profonde s'est formée dans votre mollet, attendez-vous bientôt à voir des déformations annonçant la propagation et la marche envahissante des varices superficielles, par la phlébite avec ses souffrances et ses dangers d'embolie mortelle, l'ulcère variqueux, la plus répugnante des infirmités, enfin comme terminaison une vie d'immobilité malheureuse, de désespoir et d'inutilité au milieu des vôtres à qui vous deviendrez une charge insupportable. L'homme n'est pas fait pour la douleur et la vue des infirmités trouble notre bonheur. A plus forte raison si nous en sommes nous-mêmes les victimes.

Mon livre vous a appris les maladies causées par les varices, il vous apprend à les soigner, guérissez-vous, car le voulant, vous le pouvez.

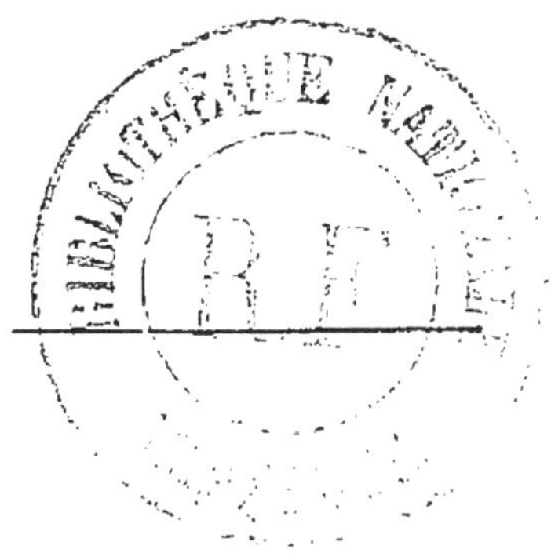

TABLE DES MATIÈRES

Paris. — Imp. VAUTHRIN FRÈRES, rue des Archives, 61

www.ingramcontent.com/pod-product-compliance
Ingram Content Group UK Ltd.
Pitfield, Milton Keynes, MK11 3LW, UK
UKHW021056200726
13857UKWH00003B/952